AF135652

Manuela Aberger

Magersucht

So viel mehr als Hungern

Impressum

© 2013 Manuela Aberger

Sämtliche Nutzungs- und Vertriebsrechte des Ebooks liegen beim Ebozon Verlag.
Die Bilder stammen von Bilderbox.com.

Herstellung und Verlag:
BoD - Books on Demand, Norderstedt
ISBN: **9783732240333**

Inhalt

1. Magersucht - eine Einführung

Was ist Magersucht? Ein Thema, das durch die Medien geistert? Bilder, die betroffen machen und doch so weit weg der eigenen Realität zu sein scheinen? Der Schein kann trügen. Viel schneller als Sie denken wird Magersucht bittere Realität. Wo endet gesundes Abnehmen und wo beginnt Magersucht? Wenn die Frage so einfach zu beantworten wäre, stünden nicht tausende Eltern vor einer der schwersten Prüfungen ihres Lebens. Denn ihre Kinder aus dem Teufelskreis der Magersucht zu befreien, sich mit der bizarren Symptomatik und den tückischen Gefahren der Magersucht auseinanderzusetzen, führt viele Eltern an die Grenzen der eigenen Belastbarkeit.

1.1. Magersucht - die versteckte Krankheit

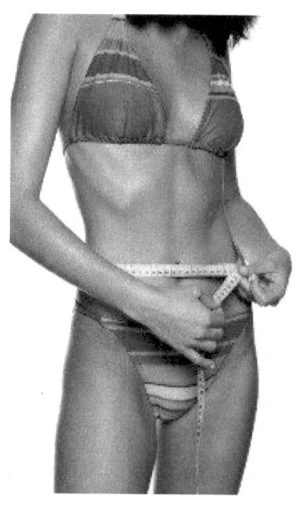

Abbildung 1 Bis Magersucht von Mitmenschen erkannt wird, vergeht oftmals eine sehr lange Zeit. Unser Schlankheitsideal spielt eine wichtige Rolle bei der Entstehung von Magersucht.

"Warum isst du denn nichts?" "Ich bin mal wieder auf Diät." "Aha." - Und schon wird zur Tagesordnung übergegangen, denn was soll an Gewichtsabnahme und Schlankheitsdenken denn schon falsch sein? Ganz im Gegenteil müssen Sie sich heute nicht schon fast wie ein Außenseiter fühlen, wenn Sie in der Kantine Nachschlag verlangen und sich auch schon einmal ein Stück Sahnetorte schmecken lassen - ganz ohne schlechtes Gewissen? Die Magersucht versteckt sich hinter den Idealen unserer Zeit und bleibt gerade deshalb oft viel zu lange unerkannt.

1.2.   Magersucht bei Kindern

Längst ist es nicht mehr nur für die Models auf dem Laufsteg ein Muss, schlank zu erscheinen. Pummelige Kinder haben keinen guten Start im Leben und wer möchte schon gerne gemobbt werden und von vornherein als Außenseiter gelten? Wer schlank ist, hat es leichter im Leben und sieht einfach besser aus. Viele Eltern werden ihren Kindern diesen Rat mit auf den Weg geben.

Besonders in der Pubertät, in der Zeit der Selbstfindung und der großen Umbrüche auf dem Weg zum Erwachsenen, hat Magersucht leichtes Spiel. Doch was spricht schon dagegen, eine Diät zu machen.

1.3.   Von der Diät zur Magersucht

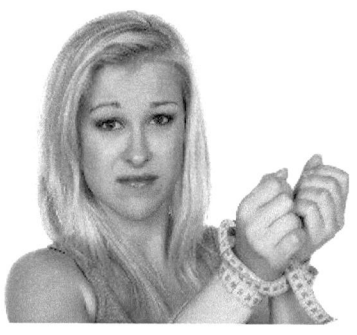

Abbildung 2Der Weg von Wunsch, ein wenig abzunehmen zur Magersucht, ist nur ein kleiner.

Wege um abzunehmen gibt es viele. Manch einer isst einfach weniger von allem, ein anderer ersetzt Kohlenhydrate durch Ballaststoffe und schlürft Eiweißdrinks. Besonders Ehrgeizige halten sich strikt an die Diätvorschriften in den Medien.

Zu diesem Zeitpunkt taucht die Bezeichnung Magersucht noch nicht auf. Sie kommt erst dann ins Spiel, wenn der Wunsch abzunehmen, sich nicht mit dem Erreichen des Wunschgewichtes erschöpft. Magersucht bedeutet, weiter zu hungern und das angestrebte Schlankheitsideal immer wieder aufs Neue nach unten zu korrigieren. Der Blick für die Realität geht verloren, das eigene Wahrnehmen ist gestört. Die Waage und der Wunsch nach weniger Kilos werden zum Lebensinhalt. Außenstehende müssen hilflos mit ansehen, wie sich von Magersucht Betroffene ehrgeizig und zielstrebig ihr eigenes Grab schaufeln. Dieser Ratgeber soll Ihnen Wege aufzeigen, mit dem Thema Magersucht umzugehen und sich selbst und anderen zurück in ein bewusstes und erfülltes Leben zu verhelfen.

2. Geschichte und Verbreitung der Magersucht

Die Geschichte der Magersucht reicht weiter zurück, als man vermutet. Im Laufe der Jahrhunderte hat der Mensch seine Sprache vervollkommnet. Lange bevor der Magersucht ein Gesicht und eine Bezeichnung gegeben wurde, begann ihre Geschichte. Der Begriff des Fastens zieht sich durch die Weltreligionen wie ein rotes Tuch. Man verbindet damit Reinigung und Buße. Ein kollegiales Hungern zum Gottgefallen - ob damit die Geschichte der Magersucht beginnt? Wer weiß…

2.1. Erste Anfänge der Geschichte der Magersucht

Im deutschen Raum wurde die Geschichte der Magersucht erstmals im 9. Jahrhundert zum Thema. Nach heftigen Heißhungerattacken trat die Bäuerin Friderada von Treuchtlingen einem Kloster bei und begann zu fasten. Nach drei Jahren wurde sie zur Wundertäterin, da sie angeblich noch immer auf Nahrung verzichtete. Heute würde die Bäuerin als eine Magersüchtige gelten, die heimlich geringe Mengen an Nahrung zu sich nimmt…

2.2. Die Magersucht bekommt ein Gesicht

Es mussten noch Jahrhunderte vergehen, bis die Geschichte der Magersucht im eigentlichen Sinne begann. Der englische Arzt Gull und der Franzose Lasègue definierten die Magersucht um 1870 beinahe zeitgleich als "Anorexia

Nervosa". Die Geschichte der Magersucht war damit zwar besiegelt, doch längst war die Krankheit noch nicht bewusst definiert. Es gab zahlreiche Parallelen und Verwechslungen mit Depressionen oder mit der Schizophrenie. Auch die Tuberkulose ist mit einem starken Gewichtsverlust verbunden. Auch wenn die Krankheit damals noch schwer zu diagnostizieren war, die Geschichte der Magersucht hatte begonnen und fand auch bereits in der Literatur Erwähnung. Franz Kafka, selbst an Tuberkulose verstorben, schildert in "Der Hungerkünstler" in brillanter Art und Weise die Geschichte und die Sehnsüchte einer von Magersucht Betroffenen. Dabei wird bereits der ganzheitliche Ansatz der Erkrankung deutlich. Familientherapeuten haben ihn zum Glück vor einigen Jahrzehnten aufgegriffen und in ihre Arbeit integriert.

2.3. Die Magersucht wird publik gemacht

Die Geschichte der Magersucht führte lange Zeit ein Schattendasein. Erst um 1970 wurde in den USA darüber berichtet, dass es junge Frauen gibt, die die Essensaufnahme verweigern. Der Ernst der Erkrankung wurde damals noch nicht erkannt. In den 1980er Jahren witzelten amerikanische TV-Moderatoren gar noch über ein Kochbuch für die Magersucht. Unter dem Titel "The Golden Cage" veröffentliche Hilde Bruch 1978 ein Buch über die Geschichte und Verbreitung der Magersucht. Dieses Buch half dabei, Menschen die Augen über das wirkliche Ausmaß der Krankheit zu öffnen.

2.4.   Die Verbreitung der Magersucht

Magersucht gilt als die am weitesten verbreitete Essstörung. In deutschen Krankenhäusern wurden in den letzten Jahren tausende Menschen behandelt. Im Jahr 2010 kam es infolge von Magersucht zu 82 Todesfällen. Das höchste Risiko, an Magersucht zu erkranken, besteht für Frauen zwischen 15 und 20 Jahren.

3. Wenn Gewichtsabnahme und Magersucht zum Lebensinhalt werden

Heute nimmt man nicht einfach nur ab. Die Methoden der Gewichtsabnahme sind oftmals hart und rigide - nicht nur bei Magersucht. Es gibt erlaubte und verbotene Lebensmittel. Selbstverständlich soll alles für die Gewichtsabnahme Notwendige so wenige Kalorien wie möglich enthalten. Vielen Diäten liegen komplizierte Ernährungspläne zu Grunde, welche die Gewichtsabnahme nicht nur aufwändig gestalten, sondern Betroffene zudem dazu veranlassen, ihre Gedanken ausschließlich um die Ernährung kreisen zu lassen. Damit wird schon fast der Grundstein für eine krankhafte Magersucht gelegt. Viele junge Menschen sind geradezu süchtig nach einer Gewichtsabnahme. Dabei werden Aspekte wie Gesundheit, Vernunft und Ästhetik ignoriert und das Körpergewicht kann schnell bis zu mehr als die Hälfte unter das Idealgewicht absinken. Die Gedanken kreisen um die Angst, wieder zuzunehmen. Diese Furcht vor einer unzureichenden Gewichtsabnahme bei Magersucht kann sich zur Panik entwickeln.

3.1. Gewichtsabnahme bei Magersucht um jeden Preis

Wer eine Gewichtsabnahme erreichen möchte, nimmt nicht nur weniger Kalorien zu sich, sondern bürdet sich oftmals auch ein anstrengendes körperliches Trainingsprogramm auf. So kann Joggen, Schwimmen oder Radfahren im Leben von Magersucht Betroffenen mehrere Stunden des Tages in Anspruch nehmen. Es handelt sich dabei nicht mehr um eine gesunde sportliche Betätigung, sondern das Verhalten grenzt an einen Zwang. Die Leistungen sollen permanent gesteigert werden, damit die gewünschte Gewichtsabnahme durchgesetzt werden kann.

3.2.   Magersucht heißt Hungern

Magersucht und Gewichtsabnahme bedeuten keinesfalls, keinen Appetit zu haben. Magersüchtige leiden nicht unter Appetitlosigkeit, sondern sie leiden buchstäblich Hunger. Die Gedanken eines Magersüchtigen sind auf Essen und Nichtessen sowie auf eine schnelle Gewichtsabnahme fixiert. Andere Dinge werden als nichtig betrachtet. Hunger kann sehr dominant sein und lässt sich auch durch das Kauen von Kaugummi oder permanentes Trinken von Mineralwasser oder Kaffee nicht ausschalten. Bereits durch diese Tatsache wird deutlich, dass eine krankhafte Gewichtsabnahme bei Magersucht für den Betroffenen auch großes Leid bedeutet.

3.3. Magersucht und Gewichtsabnahme kompensieren

Möglichkeiten, um den Hunger bei Magersucht zu bewältigen, gibt es einige. So finden sich viele Magersüchtige in den Lebensmittel- und Süßwarenabteilungen der Supermärkte wieder – dort, wo sie nicht zu müde werden, um die Auslagen an Süßigkeiten und kalorienlastigen Lebensmitteln zu betrachten. Niemals ist die erreichte Gewichtsabnahme ideal. Da kein Mensch sich ständig unter Kontrolle haben kann, kommt auch für den Magersüchtigen früher oder später der Punkt, an dem er die Kontrolle über seine selbst auferlegten Zwänge verliert und viel mehr isst, als er sich selbst zugestehen würde. So kann sich die Magersucht schnell zur Bulimie entwickeln und die Betroffenen werden mehr und mehr in den Sog aus krankhafter Gewichtsabnahme und Magersucht hineingezogen.

4. Leidende Kinder - hilflose Eltern

Wenn Kinder auf ihr Gewicht achten, wird dies von den Eltern anfänglich gerne gesehen. Wer denkt schließlich in diesem Moment schon an Magersucht? Viele Eltern leben selbst kalorienbewusst und finden es durchaus in Ordnung, wenn sich auch ihre Kinder Gedanken um ihre Figur machen. Für viele Frauen zählen Diäten zum Alltag und somit spielt auch die Vorbildfunktion der Eltern eine große Rolle bei der Förderung von Magersucht.

4.1.   Eltern in Not - Bedrohung Magersucht

Spätestens dann, wenn die Gewichtsabnahme bereits krankhafte Ausmaße angenommen hat, geraten Eltern in Sorge. Nicht selten wird Druck ausgeübt, um betroffene Kinder dazu zu bewegen, wieder mehr Nahrung zu sich zu nehmen. Doch plötzlich scheinen alle Erziehungsmethoden fehlzuschlagen und selbst wohl erzogene und fügsame Kinder scheinen ihren Eltern nun vollkommen entglitten zu sein. Es helfen weder Bitten noch Drohungen, geschweige denn Druck oder gar polternde Entgleisungen der Familienväter.

4.2.   Was Eltern über Magersucht nicht wissen

Der Magersüchtige lebt in einer Hungerwelt, die er längst nicht mehr mithilfe des guten Willens verlassen kann. Stattdessen werden Eltern mit geschickten Manövern getäuscht und hinters Licht geführt. An der Grundsituation jedoch ändert sich nichts und die Magersucht bleibt bestehen. Die Spannungen in den Familien steigen und mit ihnen die Hilflosigkeit der betroffenen Eltern, die nun glauben, bei der Erziehung ihrer Kinder komplett versagt zu haben. Durch den vermehrten Druck der Eltern spitzt sich die Situation weiter zu. Wer dem Hungergefühl nicht mehr länger standhalten kann, beginnt plötzlich damit, viel mehr zu essen als ursprünglich angedacht und die verzehrten Speisen anschließend willentlich wieder zu erbrechen. Dabei kommen auch Abführmittel zum Einsatz. Wer an Magersucht leidet, muss die Nahrung so schnell wie möglich wieder ausscheiden. Die Heißhungerattacken nehmen zu und dabei werden Unmengen an Nahrung verschlungen. Zehntausend Kalorien am Tag sind bei einer Heißhungerattacke keine Seltenheit.

4.3.   Magersucht und Mädchen

Die Eltern von Mädchen werden deutlich häufiger mit der Thematik Magersucht konfrontiert, denn diese ist ein typisch weibliches Phänomen. Es erkranken in etwa zehn bis zwanzig mal mehr Frauen als Männer an Magersucht. Auch wenn das Risiko, an Magersucht zu erkranken, in vielen Berufsgruppen deutlich höher ausfällt, so leiden zum Beispiel Hochleistungssportlerinnen oder Tänzerinnen weit häufiger daran als Anhänger anderer Berufssparten. Die Patientinnen sind meist noch nicht volljährig. In den letzten fünfzig Jahren ist die Zahl der an Magersucht erkrankten Mädchen im Alter zwischen 15 und 17 Jahren deutlich angestiegen. Das Leid der Kinder macht die Eltern hilflos. Würden Eltern mehr über Magersucht als Krankheit wissen, hätten sie bereits einen wichtigen Schritt auf ihre Kinder zu getan.

5. Auswirkungen von Magersucht auf den Organismus

Wer seinen Körper über eine lange Zeit die Nahrung entzieht und ihn mit Heißhungerattacken und Brechsucht stresst, muss mit einer Vielzahl an Beschwerden rechnen. Die Betroffenen leiden nicht nur an Magersucht, sondern auch an einer krankhaften Unterernährung. Die Auswirkungen auf Körper und Psyche sind gravierend.

5.1. Die Auswirkungen der Magersucht auf Kinder und Jugendliche

Junge Menschen sind in der Regel körperlich gesund und der Organismus ist eine relativ lange Zeit in der Lage, die durch die Magersucht entstandenen Mängel auszugleichen. Um diesen Kraftakt zu bewerkstelligen, muss der Körper seine eigenen Reserven angreifen und bestimmte Vorgänge auf Sparflamme laufen lassen. So kann es passieren, dass der Blutdruck sinkt, die jungen Mädchen mit dem Ausbleiben der Regel rechnen müssen oder der Pulsschlag sich verlangsamt. Durch erzwungenes Erbrechen und Medikamentenmissbrauch bei Magersucht verliert der Körper lebensnotwendige Stoffe. Auch ein übermäßiges Sportprogramm hat negative Auswirkungen auf die Muskulatur und das Herz- Kreislaufsystem.

5.2.   Zuerst leidet die Seele unter den Auswirkungen einer Magersucht

Die ersten Auswirkungen einer Magersucht sind meist psychischer Natur. Wer an Magersucht leidet, kann depressiv werden, lange bevor es zu körperlichen Auswirkungen kommt. Bleibt die Depression unerkannt, kann es sogar zu Suizidversuchen kommen. Es darf nicht vergessen werden: Niemand wird freiwillig

Betroffener von Magersucht. Doch ist man erst einmal betroffen, gibt es kein Entrinnen und die Auswirkungen werden meist ignoriert. Wenn Magersucht vor dem Beginn der Pubertät einsetzt, kann es zu Auswirkungen auf die gesamte sexuelle Entwicklung kommen. Bis diese auch körperlich sichtbar werden, können Wochen oder Monate vergehen. Es kommt infolge des extremen Gewichtsverlustes zu Muskelschwund und geschwollenen Knöcheln. Bei Frauen bleibt die Menstruation aus und es erscheinen vermehrt feine Härchen am Körper.

5.3. Magersucht schädigt den gesamten Organismus

In die Auswirkungen der Magersucht ist das gesamte Organsystem der Betroffenen einbezogen. Erste Warnsignale des Körpers wie Schwäche, Schwindel oder Frieren, ignorieren die Betroffenen, was die Situation weiter verschlimmert. Bleibt eine Magersucht unerkannt, haben die Auswirkungen schlimme Folgen. Es kann zu bleibenden Schäden oder im schlimmsten Fall zum plötzlichen Tod der Betroffenen durch Muskelschwund und eine chronische Herzmuskelschwäche kommen.

6. Magersucht als Sinnsuche

Magersucht ist wie ein Virus, der sich in intakte Familien und in die heile Welt einer glücklichen Kindheit einschleicht und von einem Tag auf den nächsten alles verändert. Alles, woran man glaubte und festhielt, scheint plötzlich wertlos und unnütz. Es ist nicht einfach, einen von Magersucht Betroffenen auf seiner Sinnsuche zu begleiten - doch es ist möglich.

6.1.   Worin liegt der Sinn der Magersucht?

Zunächst drängen sich viele Fragen auf. Die elementarste Frage der Sinnsuche für Außenstehende ist die Frage nach dem Warum. Was hat man falsch gemacht? - eine Frage, die sich Außenstehende nicht beantworten können. Werden die Betroffenen selbst danach gefragt, geben sie Antworten von sich wie: "Ohne

Magersucht bin ich Nichts" oder "Magersucht ist mein ganzer Halt und mein Lebensinhalt." Diese Aussagen können von Außenstehenden nicht nachvollzogen werden, zeigen aber, dass die Magersucht auch von einer Sinnsuche begleitet wird. Der Mythos Magersucht ist mit vielen Rätseln verknüpft, welche nicht nur die betroffenen Familien, sondern auch die Magersüchtigen selbst zu lösen haben. Die Sinnsuche ist oft verworren und kompliziert, doch notwendig, um Ihre Kinder in dieser schwierigen Situation zu verstehen.

6.2.   Magersucht ist keine freiwillige Entscheidung

Kein Magersüchtiger entscheidet sich bewusst für diesen Weg. Eine Frage der Sinnsuche kommt zunächst nicht in Betracht. Allein der Gedanke, mehr und mehr abzunehmen, dominiert den Alltag. Positive Ergebnisse auf der Waage lösen Glücksgefühle und Stolz aus. Man scheint bereits am Ende seiner Sinnsuche angekommen. Wird dagegen ein Gramm zugenommen, sind Selbstvorwürfe und Panik die Folge. Viele Magersüchtige begreifen erst in der Therapie den komplexen Prozess ihrer Krankheit und finden die eigentliche Sprache, welche hinter dem Mythos Magersucht verborgen liegt.

6.3.   Welche Sinnsuche definiert Magersucht?

Hinter dem Begriff Magersucht verbergen sich viele Funktionen. Die meisten Magersüchtigen sind zugleich pubertierende Teenager und ihr Leben steht gerade Kopf. Eine Sinnsuche ist hier schwierig. Komplexe Probleme wie Ausbildung, Berufswahl, erste Liebe und Loslösung vom Elternhaus sind an der Tagesordnung. Schlank zu sein, bedeutet für viele in der heutigen Zeit auch perfekt zu sein. Die Magersucht übernimmt hier häufig eine Alibifunktion. Die Sinnsuche liegt auf der Hand - so lassen sich nicht geschaffte

Hürden im Leben mit der Magersucht entschuldigen. Vielen jungen Menschen wird vom Elternhaus aus suggeriert, glücklich und zufrieden sein zu müssen. Eine Frage der Sinnsuche dürfte sich also gar nicht stellen, wenn es nach den Eltern ginge. Mit der Magersucht als Krankheit lässt sich von den Betroffenen allerdings endlich das Nichtglücklichsein rechtfertigen. Für viele ist die Magersucht auch eine Möglichkeit, das Idealbild zu zerstören, welches man eine Kindheit lang von ihnen geschaffen hat. Ganz gleich, welche Funktionen die Krankheit für den Einzelnen letztendlich annimmt, die Hungerwelt ist eine Welt, in der sich die Betroffenen zurechtfinden und in die sie hinflüchten können, wenn das reale Leben ihnen fremd und bedrohlich erscheint und jede Sinnsuche zwecklos geworden ist.

7. Hilfe für betroffene Eltern

Eltern dürfen keinesfalls die Augen davor verschließen, was ihre Kinder tun. Wer unter Magersucht leidet, tut dies nicht freiwillig und benötigt dringend Hilfe. Die Magersucht verleitet Betroffene zu einer Denk- und Handlungsweise, die mit dem herkömmlichen Abnehmen nichts gemein hat. Ohne Hilfe zu erhalten, finden viele Magersüchtige den Weg zurück in ein normales Essverhalten nicht mehr. Magersucht ohne Hilfe kann tödlich enden. Dies sollte Eltern immer bewusst sein. Beobachten Sie Ihre Kinder und sobald erste Anzeichen einer Magersucht erkennbar sind, bieten Sie Ihre Hilfe an.

7.1.   Magersucht ist eine Krankheit

Versuchen Sie, sich in Ihr Kind hineinzuversetzen und durchdringen Sie die komplexe Denkwelt der Magersucht, indem Sie lernen zuzuhören und Ihre Hilfe anzubieten. Wer seine Kinder ausschließlich beschimpft und unter Druck setzt, wird damit erreichen, dass sich die Betroffenen unverstanden fühlen und sich mehr und mehr von ihren Eltern lösen, sich in sich zurückziehen und jegliche Hilfe ablehnen. Erkennen Sie die innere Not, unter der Ihre Kinder leiden!

7.2.   Hilfe bei Magersucht anbieten

Es ist nicht einfach, sich einzugestehen, dass das Kind nicht einfach nur einem Diätwahn entsprechen möchte, sondern unter schweren psychischen Problemen leidet und dringend Hilfe benötigt. Hilfe ist bei Magersucht dringend von Nöten. Wenn sich Mütter eingestehen müssen, dass die Magersucht nicht zuletzt durch psychische Probleme ausgelöst wird, zieht dies eine Kränkung nach sich und der Glaube, in der Erziehung der Tochter versagt zu haben, beherrscht das Denken. Vätern die Tragweite der Magersucht zu verdeutlichen, ist oft noch weit schwieriger. Ihre Problembewältigung bedeutet häufig den eigenen Rückzug, statt Hilfe anzubieten.

7.3. Magersucht kann jeden treffen

Oftmals stammen Magersüchtige nicht aus geschiedenen oder zerrütteten Ehen, sondern in nicht seltenen Fällen aus intakten Familienverbänden. Nun stellt sich die Frage, wie konkret vorzugehen ist, damit gezielt Hilfe angeboten werden kann und das Kind sich mit seiner Magersucht nicht alleine gelassen fühlt. Oftmals wird den Frauen hier komplett das Feld überlassen. Die Männer sind mit der Situation überfordert und bräuchten selbst Hilfe. Nicht selten reagieren sie unangemessen, was die Situation zusätzlich verkompliziert. Der erste Weg aus der Krise ist die Auseinandersetzung und die Ursachenfindung. Denken Sie darüber nach, welchen Sinn Ihr Kind in der Magersucht sieht. Was möchte es verarbeiten und worüber traut es sich nicht zu sprechen? Die Krankheit kann nur gemeinsam bewältigt werden. Gegenseitige Schuldzuweisungen sind also fehl am Platz. Nur zusammen ist der Weg aus der Krise zu finden. Aufeinander zuzugehen ist demzufolge zunächst die beste Hilfe bei Magersucht.

8. Die Ursachen von Magersucht

Die Ursachen für das Auftreten einer Magersucht sind komplex und vielschichtig. Häufig ist die Magersucht die Folge einer herkömmlichen Diät zur Gewichtsreduktion. Insbesondere, wenn es den Betreffenden an Selbstvertrauen mangelt, sind die Grenzen von einer Diät zur Magersucht fließend. In erster Linie sind die Ursachen von Magersucht im psychischen Bereich zu suchen. Als häufige Ursachen der Krankheit gelten emotionale Stresssituationen und Depressionen.

8.1. Magersucht contra Erfolgsdruck

Häufig sind die Ursachen bei an Magersucht erkrankten jungen Menschen im Elternhaus zu suchen. Die Auswirkungen unserer Leistungsgesellschaft und des Erfolgsdruckes, den die Eltern auf ihre Kinder projizieren, gelten in vielen Fällen als Ursachen von Magersucht. Die Jugendlichen versuchen durch die Essensverweigerung die Kontrolle über ihr Leben zu erhalten und sich vom Elternhaus abzugrenzen. Viele junge Menschen im Profisport sind besonders gefährdet, an Magersucht zu erkranken. Besonders bei Models oder Profisportlern sind die Ursachen der Magersucht im permanenten Erfolgsdruck zu finden.

8.2.   Wann ist man magersüchtig?

Nicht jeder Schlanke ist zugleich magersüchtig. Bevor Sie nach den Ursachen der Magersucht suchen, sollte die Frage: „wann spricht man von Magersucht" im Raum stehen. Als magersüchtig gilt jeder, der 15 % weniger wiegt, als normal. Bei einem BMI unter 17,5 geht man von einer krankhaften Essstörung aus.

8.3. Die Ursachen für Magersucht sind häufig schlechte Vorbilder

Wer schlank ist, der sprüht geradezu vor Schönheit und Attraktivität. Schaut man sich die Models auf den Laufstegen und die Barbi-Puppen in den Kinderzimmern an, findet man hier ganz entscheidende Ursachen für die Krankheit Magersucht. Wer dem Ideal nicht entspricht, muss mit Hänseleien und Mobbing rechnen. Neben dieser Negativwirkung von Vorbildern spielen auch genetische Veranlagungen eine Rolle. So könnte man behaupten, dass die Ursachen der Krankheit manchen Betroffenen bereits in die Wiege gelegt wurden.

8.4. Kummerkasten Magersucht

Die meisten jungen Menschen erkranken während der Pubertät an Magersucht. Die Phase zwischen Kindheit und Erwachsenwerden steckt voller Probleme und Hindernisse und wirft viele Fragen auf. Zudem befindet sich der Körper in einer Entwicklungsphase und benötigt gerade jetzt viel Energie. Viele junge Mädchen nehmen also in der Pubertät zu. Bald stehen die jungen Frauen im krassen Gegensatz zu den Schönheitsidealen aus den Medien. Panik schleicht sich ein, im Leben zu versagen und die Ursachen von Magersucht sind somit klar definiert.

Im Folgenden soll näher auf einige konkrete Ursachen von Magersucht eingegangen werden.

9. Familiäre Einflüsse

Bei den Ursachen der Magersucht sind auch familiäre Einflüsse zu nennen. Jedoch ist die Aussage, dass Magersüchtige ausschließlich aus Problemfamilien stammen, nicht zutreffend. Ganz im Gegenteil: Sehr häufig kommen die Betroffenen aus ganz normalen intakten Familien. Dennoch können die Ursachen der Magersucht hier zu suchen sein. Denn auch Leistungsdruck, Pflichtbewusstsein und die übertriebene Fixierung auf gesellschaftliche Normen können als Ursachen von Magersucht definiert werden.

9.1. Familiäre Einflüsse als Ursachen von Magersucht

Bei der Frage nach den Ursachen der Magersucht sind die Eltern zunächst sprachlos und danach meist komplett überfordert.

Schließlich haben sie doch alles richtig gemacht und familiäre Einflüsse können in keinem Fall die Ursachen von Magersucht ihres Kindes sein. In so genannten "Bilderbuchfamilien" herrschen oft strenge Regeln. Es werden Maßstäbe befolgt und ein geradliniger Lebens- und Erziehungsstil verfolgt. Familiäre Einflüsse geben vor, was richtig und falsch ist, was man tut und was nicht.

9.2. In der eigenen Kindheit gefangen

Die Ursachen der Magersucht werden deutlich, wenn man sich vor Augen führt, wie sich die Kinder in dieser strengen Hierarchie fühlen. Von früh bis spät herrschen ungeschriebene Gesetze. Aus dem Zwang der familiären Einflüsse auszubrechen, ist zwecklos. Wer sich nicht an die Regeln hält, wird bestraft. Häufig kommt es hier nicht nur zu Fernsehverbot, sondern auch emotionale Zurückweisung ist eine gängige Methode, um die Kinder in die Schranken zu weisen. Die Eltern selbst werden die Ursachen der Magersucht niemals bei sich selbst suchen. Generell kapseln sie sich von der Außenwelt ab und sind wenig präsent und auffällig. Für die Heranwachsenden wird es immer schwieriger, eine eigenständige Persönlichkeit zu entwickeln. Auch das direkte Gespräch mit den Eltern scheitert, denn Emotionen sind nicht die Stärke dieser Art von Familienverbänden. Aus diesem „Nichtverstandenwerden" heraus erwachsen die Ursachen von Magersucht.

9.3. Hindernisse und Hierarchien als Ursachen von Magersucht

Familiäre Einflüsse gelten nicht als spontane Ursachen von Magersucht. Es kommt eher schleichend zu einem inneren Konflikt, der oft durch das Fehlen einer natürlichen Ordnung innerhalb der Familien ausgelöst wird. Es fehlt an einem vertrauten Umgang miteinander. Die einzelnen Familienmitglieder wissen häufig nur wenig voneinander. Lediglich nach außen hin ist es von Bedeutung, eine gut funktionierende Gemeinschaft zu demonstrieren. Wenn die Kinder an den strengen Ritualen und der fehlenden Herzlichkeit und Verbundenheit zerbrechen, ist es für die Eltern schwer zu verstehen, dass familiäre Einflüsse als Ursachen von Magersucht von entscheidender Bedeutung sind.

10. Der Einfluss der Gesellschaft

Nicht nur die familiären Einflüsse gelten als Ursachen von Magersucht. Auch die Gesellschaft, in der wir leben, hat einen großen Einfluss darauf. Wenn man sich die Models auf den Laufstegen oder die Sportler in den Stadien ansieht, möchte man meinen, die Gesellschaft fördere die Ursachen der Magersucht. In der Tat hat die Krankheit in den letzten Jahrzehnten mehr und mehr an Bedeutung gewonnen.

10.1. Schlankheitswahn im Überfluss

Niemand möchte abstreiten, dass eine schlanke Figur hübsch anzusehen ist. Doch in der heutigen Zeit wird dieses Thema derart überbewertet, dass die Ursachen der Magersucht beinahe schon auf der Hand liegen. In keiner

Zeitschrift wird versäumt, eine neue Diät vorzustellen und die neuesten Schlankheitsprodukte flimmern tagtäglich über die Mattscheibe. Die Erfolgsrezepte für eine schlanke Figur sind zu einem Ausdruck unserer Gesellschaft geworden. Die Ursachen von Magersucht resultieren letztlich aus dem Überangebot an Schlankheitsidealen. Schlanksein wird in unserer Gesellschaft als Voraussetzung für Erfolg und Attraktivität geradezu angepriesen.

10.2. Schlankheitsticks contra Ursachen der Magersucht

Sie wollen schlank sein? Dann wird unsere Gesellschaft dies mit Wohlwollen quittieren. Viele Abnehmwillige erreichen ihr Idealgewicht nie. Ganz anders die Magersüchtigen. Sie heben sich von der Masse ab und sind endlich etwas Besonderes und Einmaliges. Die Ursachen von Magersucht liegen oft in diesem Traum von

Eigenständigkeit und Akzeptanz begründet. Wer vornehmlich nur ein paar Kilo abnehmen wollte, schlittert oft schneller als er denkt in die Sackgasse der Magersucht. Die Ursachen werden häufig nicht erkannt und zum Großteil von der Gesellschaft noch gefördert. Denn schließlich liegt Schlanksein im Trend.

11. Die Ursachen der Magersucht als Wege der Selbsterfahrung

Beim Blick in den Spiegel nehmen sich die jungen Mädchen oft erstmals bewusst wahr. In der Gesellschaft Beachtung zu finden und auch im Elternhaus endlich als eigenständige Persönlichkeit wahrgenommen zu werden, sind häufige Ursachen der Magersucht. Das Hungergefühl gibt den jungen Menschen Macht über ihren eigenen Körper. Die Ursachen der Magersucht werden geleugnet oder nicht erkannt. Stattdessen wird es zu einer wichtigen Lebenserfahrung, den Hungertrieb kontrollieren zu können und der Gang zur Waage entwickelt sich zum täglichen Wertmaßstab. Vor der Gesellschaft zu bestehen und endlich anerkannt und beachtet zu werden, sind ebenfalls häufige Ursachen. Wer die Ursachen der Magersucht übersieht, wird mit ansehen müssen, wie die

Betroffenen sich mehr und mehr von der Gesellschaft und der realen Welt entfernen und sich ihre eigenen Gesetze schaffen.

11.1. Selbstzweifel

Als Ursachen von Magersucht sind auch die Selbstzweifel zu nennen. Viele Magersüchtige erleben eine enge Bindung an ihre Mutter. Die Heranwachsenden fühlen sich eingeengt und wie von unsichtbarer Hand an die Eltern gekettet. Die Ursachen von Magersucht beginnen dann an Bedeutung zu gewinnen, wenn die jungen Menschen daran zweifeln, sich je aus dem Bann ihrer Eltern befreien und ein selbst bestimmtes Leben führen zu können.

11.2. Ursachen der Magersucht liegen in falscher Verantwortung

Würde man viele Betroffene nach den Ursachen der Magersucht fragen, ständen Selbstzweifel weit vorne auf der Liste. Die Heranwachsenden haben Angst, dem Druck nicht standhalten zu können. Die Ursachen der Magersucht liegen hier in dem Gefühl begründet, für alles und jeden verantwortlich zu sein. Wächst es den jungen Menschen einfach über den Kopf, für die Harmonie in der Familie, das Eheglück und die Befindlichkeit der Geschwister verantwortlich zu sein, sind hier die Ursachen der Magersucht zu suchen. Die von Selbstzweifeln geplagten Mädchen sind in ihrer Rolle überfordert, finden aber keinen Weg aus dem Teufelskreis.

11.3.   Magersucht macht angreifbar

Um die Fragen nach den Ursachen für Magersucht zu beantworten, muss man sich näher mit der Persönlichkeit der Betroffenen befassen. Die von Selbstzweifel geplagten Personen lassen sich viel schneller in eine Abhängigkeit locken als andere. Ihr permanenter Hunger nach Zuneigung und Anerkennung treibt sie in Abhängigkeiten. Die eigenen Bedürfnisse werden dabei verleugnet. Dieses Geltungsbedürfnis zählt zu den Ursachen der Magersucht. Um dem Selbstzweifel entgegen zu wirken, versuchen die Betreffenden durch Perfektionismus zu überzeugen. Viele erleben ihren Alltag wie automatisiert ablaufen. Die Ursachen von Magersucht sind auch darin zu suchen, dass es den Heranwachsenden nicht gelingt, direkten Einfluss auf ihre Lebenssituation zu nehmen. Selbstzweifel verhindern ein aktives und zielgerichtetes Handeln. Die Ursachen von Magersucht werden oft zwar erkannt, jedoch fehlt die Kraft, dem eigenen Empfinden und Handeln Raum zu geben.

11.4. Selbstzweifel als Ursachen von Magersucht

Magersüchtige spielen eine Rolle, um möglichst jedem gerecht zu werden. Dabei geht die eigene Persönlichkeit mehr und mehr verloren. Da sich Magersüchtige permanent so verhalten, wie es andere von ihnen erwarten, verlieren sie mehr und mehr den Zugang zu sich selbst. Zum Selbstzweifel gesellen sich Ängste vor der eigenen Lebensgestaltung und dem Aufbau von Beziehungen zu anderen Menschen. Liegen die Ursachen der Magersucht im genannten Selbstzweifel, dann kann der Mangel an Gewicht damit erklärt werden, dass die Betroffenen sich unbedeutend und unwichtig vorkommen und das geringe Gewicht ebenfalls als eine Art des Zurücksteckens verstehen.

12.   Pubertät und Magersucht

Die meisten Betroffenen erkranken im Laufe der Pubertät an Magersucht. Dennoch lässt sich die Magersucht nicht alleine mit der Pubertät erklären. Es treten auch Fälle von Magersucht bei älteren Personen auf und das Ende der Pubertät bedeutet nicht schlagartig das Ende der Magersucht. Dennoch kann ein Zusammenhang von Pubertät und Magersucht nicht geleugnet werden.

12.1.   Pubertät heißt Veränderung

Kommt ein junger Mensch in die Pubertät, dann ist Vorsicht geboten. Die Hormone scheinen komplett verrückt zu spielen und die Kleinen sind von einem Tag auf den anderen nicht mehr klein. Für den Jugendlichen ist die Pubertät eine Zeit der Veränderung und des Aufbruchs. Nicht nur körperlich tut sich einiges, auch die Loslösung vom Elternhaus oder die erste Liebe stellen das

Leben des Pubertierenden buchstäblich auf den Kopf. Hier spielt auch die anstehende Berufswahl eine Rolle. Seinen Platz im Leben zu finden, ist mit großen Ängsten und Zweifeln verbunden. In der Pubertät liegt ein hohes Potenzial, an psychischen Erkrankungen zu leiden. Magersucht, Alkohol, Drogen oder Phobien lauten die Schlagwörter dieses Lebensabschnittes. Mit dem steigenden Leistungsdruck wächst auch die Ohnmacht tief im Inneren des jungen Menschen und die Magersucht in der Pubertät bleibt viel zu lange unerkannt.

12.2.   Magersucht in der Pubertät

Hier liegt ein Trugschluss verborgen, denn zahlreiche von Magersucht betroffene Jugendliche funktionieren im Alltag hervorragend. Die Magersucht bleibt daher in der Pubertät oft lange Zeit unerkannt, denn der Jugendliche entspricht den Erwartungen, die Elternhaus und

Schule an ihn stellen. Von der Leere und den Selbstzweifeln, die den jungen Menschen plagen, dringt kaum etwas nach außen. Hinzu kommt, dass von Magersucht Betroffene in der Pubertät kaum als kontaktfreudig gelten. Sie ziehen sich viel lieber in sich selbst zurück. Durch diese Angst, selbst verletzt zu werden, berauben sie sich der Möglichkeit, in den Gleichaltrigen Freunde und Vertraute zu finden, die gerade in diesem Lebensabschnitt so wichtig wären.

12.3. Der Blick in den Spiegel

Der Blick in den Spiegel hält in der Pubertät beinahe täglich neue Überraschungen bereit. Viele Mädchen, die sich nun äußerlich unaufhaltsam zur Frau entwickeln, sind innerlich noch nicht bereit dazu. Sie beginnen zu hungern, um durch die Magersucht die Kontrolle über ihren Körper zu erlangen. In den Familien geht man mit den Themen Liebe und Sexualität unterschiedlich um. Zwischen Prüderie und Freizügigkeit liegen weitere Ursachen der Magersucht verborgen. Indem auf Nahrung verzichtet wird, sucht der Jugendliche nach Wegen, um seine Entwicklung aufzuhalten, denn das Erwachsenwerden ist mit einer großen Unsicherheit verbunden.

13.   Die Schuldfrage

Wird Magersucht zum Thema, dann steht auch die Schuldfrage im Raum. Wo liegen die Ursachen, dass ausgerechnet mein Kind magersüchtig geworden ist? Diese Frage werden Sie sich nur objektiv beantworten können, wenn Sie alle Aspekte und alle möglichen Ursachen der Magersucht ins Auge fassen und ehrlich und unverblümt auch eigene Fehler erkennen und akzeptieren.

13.1. Schuld macht ratlos

Viele Eltern erleben die Magersucht ihrer Kinder wie einen Albtraum, hat doch das Leben bislang so hervorragend funktioniert. Nun platzt die Magersucht in die heile Welt und viele Eltern erleben erstmals, was es heißt, einem Problem wirklich in die Augen schauen zu müssen. Die Ursachen von Magersucht kommen nicht von ungefähr und die Schuldfrage von sich zu weisen, ist der falsche Weg. Sie werden Ihrem Kind nur helfen können, die Magersucht zu überwinden, wenn Sie nach einer Beantwortung der Schuldfrage suchen.

13.2. Was haben wir falsch gemacht?

Was kann die Ursache für die Magersucht meines Kindes sein? Wenn Sie sich diese Frage stellen, kommen Sie auch nicht daran vorbei, sich zu fragen, ob Ihr eigenes Verhalten und Ihr eigener Erziehungsstil dabei eine Rolle spielen könnten. Die Schuldfrage bei Magersucht ist nicht in einem Satz zu beantworten. Viele Umstände und Faktoren prägen das Verhalten eines Menschen und führen letztendlich auch zum Auftreten von Magersucht. Warum vielen jungen Menschen die Probleme in der Pubertät scheinbar nichts anhaben können und wieder andere auf der Schwelle zum Erwachsenwerden an Magersucht erkranken und total aus der Bahn geworfen werden, lässt sich ebenfalls nicht pauschal beantworten. Begegnen Sie Ihrem Kind mit Verständnis und Entgegenkommen. Die Schuldfrage bei Magersucht mit Schuldzuweisungen und Vorwürfen abzutun, wäre der falsche Weg.

13.3.   Die Schuldfrage Magersucht geht alle an

Magersucht ist kein Schnupfen und schon gar kein Problem, dass sich einfach so unter den

Tisch kehren lässt. Viele Familien müssen lernen, sich der Schulfrage zu stellen und sich von herkömmlichen Denkweisen zu befreien, um ihrem Kind zu helfen. Eine Tatsache, welche Sie sich vor Augen führen sollten, ist diese: Magersucht hat seelische Ursachen. Es gibt keinen Virus, keinen Erreger, welcher Magersucht hervorruft und damit eine direkte Schuldfrage beantwortet. Der Magersüchtige hat diesen Weg nicht bewusst gewählt. Doch wenn er ihn geht, dann wird er ihn viel Kraft und Energie kosten. Eben diese Kraft heißt für die Betroffenen Hungern. Um die Schuldfrage zu klären, ist oft ein langer und beschwerlicher Weg notwendig. Häufig können nur die von Magersucht Betroffenen selbst während der Therapie eine Antwort darauf finden. Ihnen bleibt die Aufgabe vorbehalten, Ihre Beziehung zu Ihrem Kind neu zu definieren und dem Kind das Recht auf Eigenständigkeit und Selbstbestimmung zu gewähren.

14. Die Symptome bei Magersucht

Wer hat nicht schon ab und an eine Diät versucht und sich beim Blick in den Spiegel einfach als zu dick befunden? Gerade in jungen Jahren achtet man vermehrt auf eine schlanke Figur. Zwischen einer normalen Diät und einer Magersucht bestehen jedoch große Unterschiede. Zu Beginn der Krankheit werden die Symptome der Magersucht leicht übersehen. Als auffälligste Symptome der Magersucht gelten die Nahrungsverweigerung und der damit verbundene Gewichtsverlust.

14.1. Die Nahrungsverweigerung

Die Symptome der Magersucht zeigen sich am deutlichsten am Essverhalten des Betroffenen. Die Aufnahme der Nahrung wird entweder weitgehend eingeschränkt oder komplett verweigert. Typische Symptome der Magersucht sind auch die Angst und die Befürchtungen, an Gewicht zuzunehmen. Dabei besitzen die Betroffenen bereits ein normales oder bereits zu niedriges Gewicht. Dennoch wird über längere Zeit strikt eine Reduktionsdiät eingehalten. Obwohl sie Hunger und Appetit verspüren, essen sie nur ein Minimum. Wenn überhaupt Nahrung aufgenommen wird, dann ist diese besonders kalorienarm und wird in kleinen Bissen zu sich genommen, die auf den ganzen Tag verteilt werden. Daran lassen sich die Symptome der Magersucht deutlich erkennen.

14.2. Die Symptome der Magersucht erkennen

Magersüchtige leiden nicht unter Appetitlosigkeit - ganz im Gegenteil, sie zeigen ein reges Interesse am Essen. So macht es ihnen Spaß, für die Familie den Tisch zu decken und ihnen beim Essen zuzuschauen. Viele Betroffene können auch stundenlang in Kochbüchern schmökern oder sich in den Supermärkten und Delikatessenläden durch die Regale bewegen. Hierbei vermutet man die Symptome der Magersucht am wenigsten. Der eigene Körper wird generell als zu übergewichtig empfunden. Die Gedanken kreisen letztlich nur noch um eine mögliche Reduktion dieser Körpermaße. Jedes verlorene Gramm an Gewicht wird mit Wohlwollen registriert. Oftmals führen die Magersüchtigen genau Buch über ihre verlorenen Kilos. Ganz gleich, wie viel sie abnehmen, die Überzeugung, übergewichtig zu sein, bleibt. Wird der Gewichtsverlust sichtbar, versuchen die Magersüchtigen ihn mit weiten Kleidern zu kaschieren.

14.3. Erkennbare Symptome der Magersucht

Magersüchtige frieren häufig, denn die Temperaturregulierung des Körpers wird durch die Mangelernährung gestört. Die Körpertemperatur sinkt und der Körper kann sich nur schwer an die Umgebungstemperatur anpassen. Auch das Hautbild zeigt deutliche Symptome einer Magersucht. Die Haut trocknet aus und weist Schuppen auf. Die Haare werden brüchig und können ausfallen. Die typischen Symptome einer Magersucht sind auch die so genannten Lanugobehaarungen. Hierbei tritt besonders am Rücken oder an den Unterarmen eine feine, flaumartige Haarbildung auf. Nach und nach zieht die Magersucht die kompletten Vorgänge im Körper in Mitleidenschaft. Bleiben die Symptome einer Magersucht unerkannt, ist die Wahrscheinlichkeit, die Krankheit nicht zu überleben, groß. Von 100 Magersüchtigen verhungern in etwa 15.

14.4.   Hungern, Hungern, Hungern…

Wenn junge Mädchen eine Diät machen, vermuten dahinter zunächst die wenigsten die

Symptome einer Magersucht. Jeden Tag hören und lesen wir von neuen Diätwundern auf dem Wege zum Traumgewicht. Hungern ist auf dem Wege zum Schönheitsideal salonfähig geworden. Daher werden die Symptome der Magersucht auch viel zu oft viel zu lange übersehen.

14.4.1. Wenn Hungern zur Lebensaufgabe wird

Was spricht gegen eine Diät? Nichts. Vorausgesetzt, Sie kehren nach absolvierter Schlankheitskur zu ihren gewohnten Essgewohnheiten zurück. Erste Symptome der Magersucht werden deutlich, wenn das Hungern weitergeht. Die Magersüchtigen sind mit Eifer und Energie bei der Sache und verlieren stolz Kilo um Kilo an Gewicht. Eigentlich sind die Symptome der Magersucht bereits deutlich zu sehen. Dennoch scheint es die Umwelt nicht wahrzunehmen, oder nicht wahrnehmen zu wollen. Der Magersüchtige selbst lebt längst in seiner eigenen Welt, zu der Hungern fortan tagtäglich dazugehören wird.

14.4.2. Wann wird Hungern zur Magersucht?

Wer für sein Idealgewicht hungert, wird die gewünschten Kilos irgendwann erreicht haben und ihm bereitet es keine Mühe, wieder normal zu essen. Die Symptome der Magersucht sind gegeben, wenn diese Grenze überschritten ist. Wann beginnt Magersucht? Dies ist bei jedem Betroffenen individuell verschieden. Das Untergewicht kann bis zur Hälfte des Idealgewichtes absinken. Die Symptome der Magersucht sind sichtbar. Der Körper ist unansehnlich geworden. Doch der von Magersucht Betroffene nimmt sein ausgemergeltes Aussehen nicht wahr, sondern kann mit dem Hungern nicht aufhören und möchte noch dünner werden.

14.4.3. Wie hungern Magersüchtige?

Die Symptome der Magersucht sind hier nur schwer zu erkennen, denn jeder entwickelt hierbei ganz eigene Strategien. Zunächst wird allgemein weniger gegessen. Symptome der Magersucht treten auch zu Tage, wenn ganze Mahlzeiten ausgelassen werden. Dabei werden Unmengen an Mineralwasser oder Kaffee getrunken. Oftmals reduziert sich die Ernährung auf Obst, Gemüse und Eiweißprodukte. Hungern wird zum Ritual. Die Mahlzeiten werden in gleichem Umfang zur gleichen Zeit eingenommen. Typische Symptome der Magersucht sind auch erkennbar, wenn besonders langsam gegessen und die Nahrung viel zu lange gekaut wird. Hungern und falsches Essverhalten als Symptome der Magersucht zu erkennen, ist für Außenstehende nicht unmöglich. Jeder Betroffene entwickelt eigene Strategien, enttarnt sich jedoch durch die

Auffälligkeit und Eigendynamik des Essensrituals.

14.5. Kontrollzwang

Magersucht schafft sich ihre eigene Welt. Die Symptome der Magersucht sind vielfältig und nicht immer klar definiert. Wer an Magersucht leidet, möchte aus den unterschiedlichsten Gründen die Kontrolle über seinen Körper erlangen. Es mag ihm das Gefühl vermitteln, etwas ganz Besonderes zu leisten, sich von der Masse abzuheben und die Bewunderung der anderen zu verdienen. Die Symptome der Magersucht liegen in den Gedankengängen des Betroffenen verborgen. Die Kontrolle zu erlangen oder zu behalten, spielt bei einer Vielzahl der Symptome der Magersucht meist immer eine entscheidende Rolle.

14.5.1. Die Kontrolle über die Magersucht behalten

Die Symptome der Magersucht sind meist bereits deutlich sichtbar, wenn man sich mit zahlreichen Hilfsmitteln umgibt, um die Kontrolle über sein Körpergewicht zu erlangen. Die Symptome der Magersucht können bereits deutlich werden, wenn Ihre Kinder viel Zeit damit verwenden, die Kalorienangaben der Lebensmittel im Supermarkt zu studieren. Hier kann es sich eindeutig um erste Symptome einer Magersucht handeln. Behalten Sie Ihre Kinder im Auge, denn Teenager haben eindeutig andere Interessen. Kalorien werden für den Magersüchtigen zur wichtigsten Messgröße des Tages. Wer nicht müde wird, Kalorientabellen zu wälzen und stets die Lebensmittel mit der niedrigsten Kalorienzahl wählt, zeigt eindeutig bereits Symptome der Magersucht. Fragen Sie einen Magersüchtigen: "Wie viele Kalorien hast du heute zur dir genommen?" Dann werden Sie meist eine präzise Antwort erhalten. Denn um die Kontrolle zu behalten, wird jedes Nahrungsmittel oft in endlos langen Listen mit der genauen Kalorienmenge aufgeführt. Wer keinerlei Symptome der Magersucht zeigt, wird auch auf die Kontrolle seiner Nahrungsmengen verzichten und die Frage mit einem Schulterzucken beantworten.

14.5.2. Ohne Waage geht nichts

Wer sich im Umfeld eines Magersüchtigen umschaut, wird feststellen, dass die Personenwaage immer dabei ist. Wer auf Symptome der Magersucht achtet, wird an der Körperwaage nicht vorbeikommen. Viele von Magersucht Betroffene besitzen mehrere Exemplare, von denen sie mehrmals am Tage regen Gebrauch machen. Ihr Kind wünscht sich zum Geburtstag die neueste Personenwaage? Hier sollten bei Ihnen die Warnlichter angehen, denn normalerweise gehören Körperwaagen nicht auf den Wunschzettel von Teenagern.

Gerade weil die Symptome der Magersucht so vielfältig sein können, ist es wichtig, die Augen nicht zu verschließen. Kontrolle ist immer besser, als wenn die Krankheit unbemerkt bleibt und Sie am Ende vor vollendete Tatsachen gestellt werden. Auf die Symptome einer Magersucht sollten Sie auch ganz besonders achten, wenn Ihr Kind mit dem Zentimetermaß hantiert und die Maße von Taille, Oberschenkeln oder Oberarmen kritisch beäugt. Auch das Abtasten des Bauches ist eine typische Handlungsweise, die Kontrolle über den eigenen Körper zu behalten. Diese Symptome der Magersucht können bei den Betroffenen zum Zwang werden.

14.6.   Selbsttäuschung

Magersüchtige spielen ihre Rolle hervorragend und täuschen dabei sich und andere. Hier sind die Symptome der Magersucht besonders gut erkennbar. Beobachten Sie Ihre Kinder genau und auch wenn Sie bislang keine Symptome der

Magersucht bemerkt haben, stellen Sie sich die Frage: Wann hat mein Kind zuletzt am Familienessen teilgenommen und wie viele Ausreden hatte es parat, um nicht mit seiner Familie zu essen? Die Symptome der Magersucht treten nicht immer offensichtlich zu Tage. Je früher Sie jedoch auf Symptome der Magersucht aufmerksam werden, umso schneller kann Ihrem Kind geholfen werden.

14.6.1. Strategien der Täuschung als Symptome der Magersucht

Das Essverhalten von Magersüchtigen gehorcht eigenen Gesetzen. Gerade deshalb werden gemeinsame Mahlzeiten mit der Familie weitgehend gemieden. Taucht Ihr Kind nicht wie gewohnt zu den Essenszeiten auf und erfindet es immer neue Ausreden, dann achten Sie auf weitere Symptome der Magersucht. Um dem Drängen der Familie, doch mehr zu essen, zu entgehen, vermeiden Magersüchtige gemeinsame Mahlzeiten. Als Symptome der Magersucht können Ausreden wie "Ich esse bei Freunden." "Ich esse unterwegs" oder "Ich habe schon etwas gegessen" gelten.

14.6.2. Magersüchtige am Herd - Symptome der Magersucht erkennen

Wenn sich Ihr Kind mehr denn je für die Küche und die Essenszubereitung interessiert, muss dies keineswegs von einem gesunden Appetit sprechen. Auch diese Symptome der Magersucht dienen dazu, die Familie zu täuschen und die eigenen Essgewohnheiten zu tarnen. Das Mithelfen beim Zubereiten der Speisen garantiert, die Kontrolle über die enthaltenen Kalorien im Auge zu behalten. Um die Symptome der Magersucht nicht deutlich werden zu lassen, zeigen sich Betroffene oft erfinderisch. So wird die eigene Mahlzeit bewusst fettfrei und kalorienarm zubereitet. Suppen, Soßen oder Milch werden mit Wasser verdünnt oder es werden extra hauchdünn geschnittene Brot- und Wurstscheiben unter das Essen geschmuggelt.

14.6.3. Nahrungsaufnahme und Essverhalten als Symptome der Magersucht

Lässt es sich gar nicht umgehen und die Magersüchtigen müssen am gemeinsamen Essen teilnehmen, dann achten Sie auf mögliche Symptome der Magersucht. Landet bei Ihrem Kind nur wenig auf dem Teller und werden die Mahlzeiten statt zügig gegessen, nur auf dem Teller hin und her geschoben oder endlos lange zerkleinert und gekaut? Um das Essen keinesfalls schlucken zu müssen, wird es notfalls in der Serviette oder unter dem Tisch verschwinden. Viele kauen endlos lange auf ihrem Essen herum und gehen dann auf die Toilette und anschließend in die Küche. Unter diesem Vorwand wird das Essen entsorgt. Die komplexen Täuschungsmanöver und Strategien als Symptome der Magersucht zu erkennen, ist nicht immer leicht. Doch wenn das Verhalten des Kindes vom üblichen Essverhalten komplett abweicht, kann es sich um Symptome der Magersucht handeln und Sie sollten nicht länger tatenlos zuschauen.

14.7.   Bulimie

Auch die Bulimie zeigt Symptome der Magersucht. Man kennt Bulimie jedoch auch als eine eigenständige Erkrankung. Sie tritt besonders bei Mädchen und jungen Frauen auf. Genaue Krankheitszahlen sind bei Bulimie nicht bekannt. Es ist jedoch anzunehmen, dass die Dunkelziffer der Bulimie, insbesondere im Zusammenhang mit Magersucht, sehr hoch ist. Eine über einen längeren Zeitraum andauernde Magersucht kann sich zur Bulimie ausweiten. Die Symptome der Magersucht sind zu diesem Zeitpunkt bereits deutlich erkennbar.

14.7.1. Bulimie als Begleiterscheinung der Magersucht

Die Symptome der Magersucht sind auch von Heißhungerattacken begleitet. Selbstverständlich soll die Nahrungsaufnahme um jeden Preis verhindert werden. Die Magersucht hat sich zur Bulimie entwickelt, wenn die Nahrung nicht geschluckt, sondern nach dem Kauen wieder ausgespuckt wird. Bei einer Bulimie werden die zugeführten Lebensmittel durch selbst herbeigeführtes Erbrechen wieder ausgeschieden, bevor die Verdauung einsetzt. Es ist wichtig, die Symptome der Magersucht frühzeitig zu erkennen, denn die Häufigkeit der Heißhungerattacken steigert sich mit fortlaufender Magersucht. Wer unter Bulimie leidet, ist ständig bestrebt, sich etwas Essbares zu beschaffen, verspürt jedoch kein Sättigungsgefühl. Nicht jedem Magersüchtigen gelingt es, die Nahrung problemlos willentlich zu erbrechen. So werden Abführmittel und harntreibende Medikamente bei Bulimie oft in großen Mengen eingenommen. Um bei einer Magersucht Erbrechen selbst herbeizuführen, lassen viele Betroffene nichts unversucht und verletzen sich durch eine mechanische Reizung der Rachenregion oft selbst.

Verschiedene Formen der Bulimie bei Magersucht

Die Bulimie zeigt deutliche Symptome der Magersucht, äußert sich jedoch anders. Wurde bei einer Mahlzeit einmal unwillentlich über die Stränge geschlagen, weiß der an Magersucht erkrankte, dass er die Nahrung erbrechen wird. So isst er eine noch größere Menge. Bulimie bei Magersucht richtet sich oft nach einem festen Zeitplan. Um nicht entdeckt zu werden, bleibt vielen Jugendlichen hier nur der Abend oder die Nacht. Häufig wird bei Bulimie bei einer Heißhungerattacke mehrmals erbrochen. Alles passiert heimlich und die an Magersucht

Erkrankten sind perfekt im Beseitigen von Spuren. Diese Symptome der Magersucht zu erkennen, wird für Außenstehende nur schwer möglich sein.

14.7.2. Warum Heißhungerattacken?

Die Bulimie ist ein Ventil für alle an Magersucht Leidenden. Für viele sind das Verschlingen von Nahrung und das herbeigeführte Erbrechen zu einem festen Bestandteil des Alltags geworden. Heißhungerattacken treten vermehrt nach Spannungssituationen, Kränkungen und Rückschlägen oder aus dem mit Magersucht nicht selten verbundenen Gefühl der Leere heraus auf.

15.   Die organischen Folgekrankheiten

Werden die Symptome der Magersucht nicht erkannt oder ernst genommen, kommt es infolge des Hungerns oder der für die Magersucht typischen Verhaltensweisen zu organischen Folgekrankheiten. Nach und nach wird der gesamte Organismus zum Leidtragenden. Dieser Prozess kann sich über einige Zeit hinziehen. Bei jungen Menschen treten organische Folgekrankheiten infolge von Magersucht relativ spät auf, da sie meist über einen intakten Organismus und über eine gute Gesundheit verfügen und der Körper zunächst seine Reserven angreift, bevor organische Folgeerkrankungen bei Magersucht auftreten.

15.1.   Amenorrhoe

Die Amenorrhoe zählt zu den ersten organischen Folgekrankheiten, die bei Magersucht auftreten können. Bleibt die Menstruation aus, ist dies ein deutliches Zeichen, dass sich Veränderungen im Körper vollziehen. Bevor man von organischen Folgekrankheiten der Magersucht spricht, ist natürlich eine Schwangerschaft auszuschließen. Bei sehr jungen Mädchen mit Magersucht wird die Periode gar nicht erst einsetzen.

15.2. Die organischen Folgekrankheiten in Form von Herz- und Kreislaufbeschwerden

Wenn dem Körper zu wenig Nahrung zugeführt wird, schaltet dieser auf Sparflamme, um die Körperfunktionen aufrechtzuerhalten. Ein Absinken von Blutdruck und Puls sind häufige organische Folgekrankheiten bei Magersucht. Besonders gefährlich ist dieser Umstand, da Erkrankte häufig ein intensives Sportprogramm absolvieren. Dieses belastet das Herz-Kreislaufsystem zusätzlich und dies kann lebensbedrohliche Folgen haben, da es zu

Störungen des Herzrhythmus kommt, was zum plötzlichen Herztod führen kann.

15.3. Verdauungsbeschwerden

Durch das gestörte Essverhalten bei Magersucht gerät der Verdauungsapparat aus dem Gleichgewicht. Die Nahrung ist nicht nur stark reduziert, sondern oft auch sehr einseitig zusammengesetzt, was organische Folgekrankheiten wie Verstopfung und Darmträgheit zur Folge hat. Durch den häufig hinzukommenden Medikamentenmissbrauch in Verbindung mit Bulimie werden dem Körper wichtige Nährstoffe entzogen, was zu organischen Folgekrankheiten den Stoffwechsel betreffend führen kann.

15.4. Die organischen Folgekrankheiten an Zähnen und Haut

Wer unter Magersucht und Bulimie leidet, muss auch mit organischen Folgekrankheiten der Zähne rechnen. Es treten Schäden am Zahnschmelz und Karies auf. Die Haut der jungen Menschen zeigt deutliche Alterungsanzeichen und wird trocken und schuppig.

15.5. Geistige Leistungsfähigkeit

Organische Folgeerkrankungen der Magersucht schließen auch die geistige Leistungsfähigkeit ein. Betroffene können sich immer schlechter konzentrieren und benötigen eine ungewöhnlich lange Zeit für das Erledigen gewohnter Aufgaben.

15.6.   Muskelschwäche

Die Muskulatur erbringt bei Magersucht über eine erstaunlich lange Zeit hinweg enorme Leistungen. Das intensive Sportprogramm vieler Magersüchtiger verlangt dem Bewegungsapparat alles ab. Kommt es als organische Folgekrankheiten der Magersucht zu Muskelschwäche, wird auf einen Schlag jede Bewegung zu einer großen Anstrengung. Dies kann sehr plötzlich geschehen und macht umgehendes Handeln erforderlich.

15.7.   Die Diagnose der Magersucht

Die Diagnose der Magersucht ist im Grunde leicht zu stellen. Viel schwieriger gestaltet es sich dagegen, den Magersüchtigen zu einem Arztbesuch zu bewegen. Auch wenn die Diagnose der Magersucht im Grunde bereits am geringen Körpergewicht sichtbar ist, müssen Sie sich in die Welt des Kranken hineinversetzen.

Dieser erlebt die Magersucht nicht als Krankheit. Ganz im Gegenteil, er fühlt sich stark und leistungsfähig und ist oft der Meinung, viel gesünder zu leben als der Rest der Welt. Somit kommt es häufig vor, dass nicht die von Magersucht direkt Betroffenen, sondern vielmehr Eltern oder Freunde aus Sorge um den Patienten um Hilfe bitten und die Diagnose letztlich professionell stellen lassen.

16.   Eine Diagnose der Magersucht stellen

Um die Diagnose der Magersucht und anderer psychischer Störungen zweifelsfrei stellen zu können, hat die Weltgesundheitsorganisation WHO entsprechende Kriterien entwickelt. Als magersüchtig bezeichnet werden jene Personen, deren Körpergewicht mindestens 15 % unter dem Normalgewicht liegt. Hierzu wird für gewöhnlich der BMI herangezogen. Der Body Mass Index ist ein Wert, der aus der Division von Körpergewicht durch Körpergröße ermittelt wird. Werte zwischen 20 und 25 entsprechen hierbei dem Normalgewicht. Die Diagnose der Magersucht bestätigt sich bei Werten, welche unter 17,5 liegen. Bei der Diagnose der Magersucht bei unter 18 Jährigen wird der BMI nicht verwendet. Da das Wachstum der jungen Menschen noch nicht abgeschlossen ist, werden hier Wachstumskurven bei der Diagnose zu Grunde gelegt. Hierbei fließen Werte wie Alter, Gewicht und Größe ein.

16.1. Was die Diagnose der Magersucht bestätigt

Um die Diagnose der Magersucht zweifelsfrei stellen zu können, muss sichergestellt sein, dass der Gewichtsverlust selbst herbeigeführt wurde. Hierbei kommen Faktoren wie das Fasten, willkürliches Erbrechen und die Einnahme von Abführmitteln in Betracht. Die Diagnose der Magersucht erhärtet sich auch durch die Tatsache, dass bei jungen Frauen die Monatsblutung seit mindestens drei Zyklen ausgeblieben ist. Junge Männer leiden an einem Verlust sexueller Funktionen.

16.2. Die Diagnose der Magersucht leugnen

Ein entscheidender Aspekt bei der Diagnose der Magersucht ist die fehlende Krankheitseinsicht des Patienten. Die Wahrnehmung der Betroffenen ist verzerrt und sie werden die Diagnose der Magersucht oft nicht hinnehmen. Denn in ihren Augen sind sie noch immer viel zu dick. Dieses verschobene Leitbild ist bei der Diagnose der Magersucht klar abzugrenzen von Depressionen oder Schizophrenie. Hierbei kommt es ebenfalls zu einer gestörten Körperwahrnehmung.

16.3. Selbstanalyse - ein erster Schritt

Die Ursachen von Magersucht lassen sich nicht exakt definieren und nicht nur dies erschwert eine Diagnose der Magersucht. Das Begreifbarmachen der Krankheit und letztlich die

Bereitschaft, eine Diagnose der Magersucht von einem Arzt stellen zu lassen, sind für Betroffene ein schwerer Weg. Es ist viel passiert im Leben des Betroffenen, bis es zum Ausbruch der Magersucht kam. Doch nun gibt es keinen Weg mehr zurück und nur die Diagnose der Magersucht, gefolgt von einer entsprechenden Therapie, kann einen Weg aus der Krise aufzeigen.

16.4.   Mut zur Veränderung

Lange bevor Sie die Diagnose der Magersucht gestellt bekommen, steht fest, Magersucht ist eine ernst zu nehmende Krankheit, deren Bewältigung von Patienten und ihren Familien einiges abverlangt. Für Eltern und betroffene Kinder ist es nun an der Zeit, die Diagnose Magersucht nicht einfach hinzunehmen, sondern zu versuchen, gemeinsam einen Weg hin zu sich selbst und zu den Fehlern der Vergangenheit zu unternehmen. Die Diagnose zeigt Betroffenen auf, dass es Zeit ist für eine Veränderung. Sie helfen Ihren Kindern nicht, wenn Sie die Diagnose der Magersucht etwa mit einem Schnupfen oder einer Magenverstimmung vergleichen. Die Krankheit wird nicht einfach verschwinden. Nur wenn eingefahrene Ansichten, Einstellungen und Verhaltensweisen neu definiert werden, kann und wird sich etwas verändern. Geben Sie sich selbst und Ihren Kindern die Chance dazu, die Diagnose der Magersucht nicht nur hinzunehmen, sondern aktiv an der Bewältigung der Krankheit zu arbeiten.

16.5.   Eine Tür für die Seele

Die Diagnose der Magersucht ist auf seelische Probleme zurückzuführen. Wo diese genau liegen, lässt sich oft erst in einer der Diagnose folgenden Therapie herausfinden. Einen guten Einstieg in die Therapie und die Chance für einen neuen Kontext im Umgang mit Ihren Kindern liefert die Auseinandersetzung mit der eigenen Lebensgeschichte. Wer durch das Aufschreiben seiner Lebensgeschichte sein eigenes Ich besser kennen lernt, wird auch die Diagnose der Magersucht verstehen lernen. Motivieren Sie Ihre Kinder dazu, sich mit verschiedenen Fragen der Vergangenheit auseinanderzusetzen und vor allem, eine Antwort darauf zu finden. Dabei muss nicht chronologisch vorgegangen werden. Die Diagnose der Magersucht leichter verstehen helfen können Fragen wie: "Welche Momente sind die Ersten, an die Sie sich erinnern?" „Wie haben Sie Ihre Kindheit erlebt?" „Wie ist das Klima in Ihrer Familie?" „Wie würden Sie deren Zusammenhalt und Emotionalität beschreiben?" Es zählen dabei allein Ihre Gefühle und Erinnerungen. Eine Diagnose der Magersucht lässt sich so besser hinterfragen und als zu bewältigende Aufgabe annehmen. Die so entstandenen Niederschriften können auch als wichtiger Begleiter einer Therapie gelten.

16.6. Untersuchungen

Um zweifelsfrei festzustellen, ob es sich um eine Magersucht handelt, sind natürlich Untersuchungen nötig. Auch wenn Magersucht am geringen Körpergewicht optisch sehr gut erkennbar ist, können durchaus andere Ursachen zum Gewichtsverlust geführt haben. Ob es sich um Magersucht handelt, werden die Untersuchungen zeigen. Hierbei ist einige Überzeugungsarbeit zu leisten, denn Untersuchungen bei Magersucht sind in den Augen der Betroffenen nicht nötig. Auf Grund ihrer gestörten Wahrnehmung halten sich von Magersucht Betroffene nicht für zu dünn. Im Gegenteil, sie beschreiben ihren Bauch, ihre Hüften oder ihre Oberschenkel selbst während der Untersuchungen noch als zu dick.

16.6.1. Die Untersuchungen bei Magersucht - das Gespräch suchen

Den Untersuchungen vorangestellt ist das Patientengespräch. Der Arzt muss hierbei sehr sensibel vorgehen, denn Magersucht wird von den Betroffenen häufig nicht als Krankheit erkannt und lehnen Untersuchungen daher strikt ab. Bei dem Gespräch sollten Sie als Eltern ebenfalls anwesend sein. Im Vorfeld der eigentlichen Untersuchungen ist zu klären, wie die Lebenssituation des von Magersucht betroffenen Mädchens oder Jungens aussieht. Welche körperliche und geistige Entwicklung zeigte der Patient und gibt es Vorerkrankungen? Für diesen Zweck wurden Interviews und Fragebögen entwickelt. Da die Magersüchtigen ihre Situation meist verharmlosen, sind objektive Antworten nur schwer zu finden.

16.6.2. Die eigentlichen Untersuchungen bei Magersucht

Hat sich der Arzt ein Bild vom an Magersucht erkrankten Jugendlichen gemacht, beginnen die körperlichen Untersuchungen. Hierbei wird festgestellt, wie weit die Magersucht den Körper bereits angegriffen und geschwächt hat. Eine Blutuntersuchung wird Veränderungen im Elektrolythaushalt erkennbar machen. Bei Magersucht sind oftmals auch die Schilddrüsen- und Geschlechtshormone gestört und es kommt zu einer Blutarmut. Niedriger Blutdruck und eine gesunkene Körpertemperatur können bei Untersuchungen bei Magersucht ebenfalls festgestellt werden. Mittels eines EKGs wird der Arzt bei den Untersuchungen die Herzleistung des Magersüchtigen überprüfen. Bei fortgeschrittener Magersucht sind häufig Herzrhythmusstörungen zu beobachten. Auch eine Ultraschalluntersuchung kann Aufschluss über den körperlichen Gesamtzustand des Patienten geben. Die Ausprägung der Krankheit kann der Mediziner anhand von Untersuchungen feststellen, welche die Mangelzustände im Körper aufzeigen. Um eine Magersucht bei Untersuchungen endgültig diagnostizieren zu können, müssen alle Faktoren ausgeschlossen werden, die ebenfalls einen Gewichtsverlust zur Folge haben. Dazu zählen Magen-Darm-Erkrankungen, eine Schilddrüsenüberfunktion oder Krebs. Auch auf Grund von Trauer und Stress ist es möglich, dass Patienten über einen längeren Zeitraum die Nahrung verweigern, ohne die typischen Symptome einer Magersucht zu zeigen. Anhand der Ergebnisse der Untersuchungen wird die bei Magersucht angesetzte Therapie eingeleitet.

17. Die Behandlung von Magersucht

Wird eine Behandlung von Magersucht notwendig, dann drängen sich viele Fragen auf. Da es sich bei der Krankheit um eine seelische Störung handelt, ist eine Psychotherapie die gängigste Form der Behandlung von Magersucht. Die Palette der Möglichkeiten ist groß, doch keine Behandlung garantiert Heilungserfolg. An erster Stelle stehen die Einsicht in die Krankheit und die Bereitschaft des Betroffenen, die Behandlung von Magersucht anzunehmen und der feste Wille, die Krankheit zu überwinden.

17.1. Sich im Dschungel der Anbieter zurechtfinden

Bevor die Behandlung von Magersucht begonnen wird, sollten Sie die verschiedenen Angebote prüfen und sich umfassendes Adressmaterial entsprechender Kliniken und Therapeuten besorgen. Nicht unwichtig sein wird auch die Frage nach der Kostenübername der Therapie durch die Krankenkasse. Die Behandlung von Magersucht im Rahmen einer Psychotherapie sollte nur von Ärzten und Psychologen durchgeführt werden, die eine entsprechende Zusatzausbildung nachweisen können. Hierbei kann der Hausarzt ebenso behilflich sein, wie das Internet. Im nachfolgenden Kapitel sind ebenfalls einige hilfreiche Adressen aufgeführt. Die gängigen Verfahren einer Psychotherapie sind die Psychoanalyse, die Gesprächstherapie und die Verhaltenstherapie.

17.2.   Nahrungsaufnahme gewollt und ungewollt

Die künstliche Ernährung sollte im Rahmen der Behandlung von Magersucht nur im Notfall durchgeführt werden. Da die Zufuhr der Nahrung mittels Sonde oder Infusion meist gegen den

Willen des Patienten erfolgt, wird dieser befürchten, die Kontrolle über sich und seine Essensgewohnheiten komplett zu verlieren. Auch der normale Umgang mit Lebensmitteln wird bei dieser Form der Ernährung dem Patienten nicht näher gebracht. Die Behandlung von Magersucht sollte eher darauf abzielen, den Betroffenen dazu zu bewegen, selbstständig Nahrung zu sich zu nehmen. Dies können zunächst kleinste Mengen sein, die langsam, aber kontinuierlich gesteigert werden. Es geht nicht allein um die Zunahme des Körpergewichtes, sondern die Behandlung von Magersucht ist vorrangig darauf ausgerichtet, die Ursache der Krankheit zu erkennen und aufzuarbeiten. Natürlich steht außer Frage, dass extreme Mangelzustände ausgeglichen werden müssen und bestimmte Nährstoffe, wenn sich der Magersüchtige weigert zu essen, auch gezielt zugeführt werden müssen. Magersucht ist eine lebensbedrohliche Krankheit und die Behandlung muss oft schnell eingeleitet werden und gezielt erfolgen.

17.3. Der Einsatz von Medikamenten

Oftmals wird die Behandlung von Magersucht von der Verordnung von Vitaminpräparaten oder appetitanregenden Medikamenten begleitet. Die Verordnung von Psychopharmaka brachte bei der Behandlung von Magersucht bisher keine durchschlagenden Erfolge. Um den Patienten die Angst zu nehmen und die Stimmung zu verbessern, können diese Präparate die Behandlung von Magersucht unterstützen und ergänzen. Ein durchschlagender Erfolg wird sich erst dann einstellen, wenn die seelischen Probleme gemeinsam erkannt und bearbeitet wurden.

17.4. Psychoanalyse

Die Psychoanalyse begründete die Psychotherapie. Das Konzept basiert noch heute auf der Lehre ihres geistigen Vaters Sigmund

Freud. Allerdings wurden die Theorien und Behandlungsansätze mit der Zeit erweitert und vervollkommnet. Das erklärte Ziel der Psychoanalyse besteht darin, ungelöste Konflikte, die verdrängt wurden, dem Bewusstsein wieder zugänglich zu machen. Die Behandlung hat sich auch bei Magersucht bewährt, ist allerdings sehr langwierig.

17.4.1. Magersucht und Psychoanalyse

Bei der Therapie von Magersucht dient die Psychoanalyse dazu, zu ergründen, inwieweit unbewusste und ungelöste Konflikte die heutige Lebenssituation beeinflussen. Die Magersucht spielt in der Psychoanalyse eine zentrale Rolle als Ausdruck eines inneren Konfliktes, den es zu lösen gilt. Erst wenn es durch die Psychoanalyse möglich geworden ist, diesen Konflikt herauszuarbeiten, können neue Lösungsmöglichkeiten für das Problem

Magersucht gefunden werden. Da die Psychoanalyse ein sehr aufwändiges und zeitraubendes Verfahren darstellt und häufig mehrere Jahre dauern kann, ist diese Therapieform nur begleitend zu medikamentösen Behandlungen oder Kurzzeittherapien sinnvoll. Psychoanalyse verspricht keine schnelle Hilfe bei Magersucht, sondern ist eine Langzeittherapie, welche Patienten und Therapeuten einiges abverlangt.

17.4.2. Was beinhaltet Psychoanalyse?

Die gängigste Form der Psychoanalyse ist die freie Assoziation. Der Patient liegt entspannt auf der Couch und äußert spontan seine Gedanken und Gefühle. Der Therapeut versucht, diese Informationen zu deuten und im Hinblick auf die Magersucht in einen sinnvollen Zusammenhang zu bringen. Bei der klassischen Psychoanalyse wird der Therapeut das Feld überwiegend dem

Patienten überlassen. Die Therapieform ist nicht darauf ausgelegt, dem von Magersucht Betroffenen mit Ratschlägen und Fragen zu bedrängen. Die Einsicht in die Problematik der Magersucht soll der Patient selbst gewinnen, indem er die durch die Psychoanalyse erarbeiteten inneren Konflikte bearbeitet und zu einer Lösung findet.

17.5.   Magersucht contra Tiefenpsychologie

Ungelöste und verdrängte Konflikte führen zu einer Neurose. Auch Magersucht zählt zu den Neurosen. Das Gegenstück hierzu währen die Psychosen, also die Gemüts- und Geisteskrankheiten. Die Tiefenpsychologie geht davon aus, dass die unbewusst ablaufenden Prozesse unser Denken und Fühlen entscheidend mitbestimmen. Die Magersucht wird als Ausdruck eines ungelösten Konfliktes verstanden. Um im Laufe der Psychotherapie diese Konflikte bewusst zu machen, ist eine vertrauensvolle Beziehung zwischen Patient und Therapeut notwendig. Im Laufe der Psychoanalyse bei Magersucht können die unterschiedlichsten Emotionen beim Patienten auftreten. Es kann zu Angstgefühlen, zu Hilflosigkeit, aber auch zu Wut und Aggression kommen. Diese Gefühle können sich auch direkt gegen den Therapeuten richten. Die Psychotherapie bei Magersucht wird häufig auch mit anderen Therapieformen kombiniert, so zum Beispiel mit der Verhaltenstherapie.

17.6.   Gesprächstherapie

Die Gesprächstherapie wird auch als klientenzentrierte Therapie bezeichnet und wurde von Carl Rogers entwickelt. Diese Therapieform kommt häufig bei psychischen Störungen und psychosomatischen Beschwerdebildern zur Anwendung. Die Gesprächstherapie geht davon aus, dass sich der Patient selbst verändern und positiv entwickeln kann, wenn die entsprechenden Bedingungen dafür geschaffen wurden.

17.6.1. Wieder fühlen lernen

Die Ursachen von Magersucht liegen häufig in verdrängten Emotionen und in Zwängen und Schuldgefühlen sich und anderen gegenüber begründet. In der Gesprächstherapie werden seelische Störungen darauf zurückgeführt, dass es den Patienten bisher verwehrt blieb, bestimmte Emotionen zuzulassen und entsprechende Erfahrungen im Leben zu machen, welche das Auftreten der Magersucht letztlich verhindert hätten. So wurden Gefühle und Emotionen, die als schlecht oder böse deklariert wurden, nicht zugelassen, um dem Idealbild des geliebten Kindes auch weiterhin zu entsprechen. Die Gesprächstherapie bei Magersucht möchte erreichen, dass nicht zugelassene Gefühle und verbotene Erfahrungen Teil des Selbstbildes werden.

17.6.2. Der Magersucht aktiv begegnen

Die Gesprächstherapie bei Magersucht stellt den Patienten in den Mittelpunkt. Der Therapeut schafft eine stressfreie Umgebung und fungiert bei der Gesprächstherapie zum Großteil als Zuhörer. Der Patient spricht die meiste Zeit. Dabei folgt die Gesprächstherapie keinem vorgegebenen Konzept. Der von Magersucht Betroffene spricht frei über selbst gewählte Themen. Auch erteilt der Therapeut keine Ratschläge. Das Ziel der Gesprächstherapie besteht darin, dass die Antworten auf die Magersucht und deren Ursachen vom Klienten selbst gefunden werden. Der Therapeut hört zu und signalisiert seinem Gegenüber Empathie. Viele von Magersucht Betroffene müssen erst lernen, offen über sich und ihre Gefühlswelt zu sprechen. Dieser Prozess wird nicht selten von Ängsten begleitet. Für eine erfolgreiche Gesprächstherapie bei Magersucht ist ein Vertrauensverhältnis zwischen Patient und Therapeut von großer Bedeutung. Der Therapeut schafft eine Umgebung, in der sich der Klient sicher und aufgehoben fühlt. Durch die Bereitschaft des Zuhörens wird dem Magersüchtigen Raum gegeben, um über in seinem Inneren verborgene Emotionen zu sprechen und dadurch zu einer Lösung der Problematik zu finden.

17.6.3. Wie lange dauert eine Gesprächstherapie?

Die Gesprächstherapie bei Magersucht wird meist einmal wöchentlich ambulant durchgeführt. In vielen auf Magersucht spezialisierten Kliniken ist die Gesprächstherapie auch Teil der stationären Behandlung. Pro Sitzung werden in etwa 50 Minuten veranschlagt. Bei Magersucht kann die Gesprächstherapie oft mehrere Jahre andauern, bis der Konflikt vollständig gelöst ist. Eine Gesprächstherapie wird nur Erfolg versprechen, wenn sich die von Magersucht Betroffenen vom Therapeuten akzeptiert und verstanden fühlen. Führen Sie daher mit verschiedenen Therapeuten Vorgespräche durch. Vertrauen und Sympathie sind kein Garant und bedenken Sie, diese Voraussetzungen sollten nicht nur einseitig vorhanden sein, sondern auf Gegenseitigkeit beruhen.

17.7.   Verhaltenstherapie

Bei der Verhaltenstherapie wird auf eine Veränderung des Verhaltens hingearbeitet. Dabei steht die aktuelle Lebenssituation des Patienten mehr im Vordergrund, als eventuell in der Vergangenheit liegende, verborgene Gefühle und Emotionen. Die Verhaltenstherapie nimmt an, dass vielfältige bewusste und unbewusste Beweggründe zur Magersucht geführt haben. Bei den unterschiedlichen Ansätzen der Therapie wird angestrebt, unerwünschtes Verhalten bei Magersucht abzubauen und alternative Verhaltensweisen zu erarbeiten.

17.7.1. Richtiges Verhalten kann man lernen

Wer an Magersucht leidet, lebt in seiner eigenen Welt, die nach eigenen Gesetzen funktioniert. Die Wahrnehmung ist gestört und viele Verhaltensweisen wurden durch die Magersucht antrainiert. Alle Gedanken sind von der Angst vor einer drohenden Gewichtszunahme begleitet. Diese Furcht verselbstständigt sich und zieht körperliche und seelische Beschwerden nach sich. Diese Ängste sollen im Rahmen der Verhaltenstherapie überwunden werden. Durch gezieltes Verhaltenstraining lassen sich nicht nur Gedanken und Gefühle, sondern auch Handlungen beeinflussen. Es ist von Vorteil, wenn auch Familie und Freunde in eine

Verhaltenstherapie bei Magersucht des Betroffenen mit einbezogen werden.

17.7.2. Wie läuft eine Verhaltenstherapie bei Magersucht ab?

Zunächst wird das Verhalten des Patienten analysiert. Wichtig ist hierbei zu erfahren, welcher Dynamik die Magersucht folgt. Der Therapeut versucht zu erfahren, in welchen konkreten Situationen sich die Magersucht besonders auffällig äußert, zum Beispiel in einem Ess-Brech-Anfall. Die Verhaltenstherapie untersucht die Gedanken und Gefühle, welche die Magersucht begleiten. Nach der Analyse der Situation folgen Denkansätze zu deren Vermeidung. Diese werden von Therapeuten und Klienten gemeinsam erarbeitet. Es wird nach Alternativen gesucht, wodurch sich negative Gedanken und Gefühle, die zur Magersucht führten, vermeiden lassen. Wer unter Bulimie leidet, soll durch die Verhaltenstherapie lernen, geregelte Mahlzeiten einzuhalten und zu einem normalen Essverhalten zurückzufinden. Hierbei erweist sich die Verhaltenstherapie in Kombination mit der Ernährungsberatung als besonders Erfolg versprechend.

17.7.3. Welche konkreten Schritte umfasst die Verhaltenstherapie?

Die Verhaltenstherapie bei Magersucht packt das Problem bei der Wurzel und bietet konkrete Handlungsansätze. So wird der Patient zur Nahrungsaufnahme bewegt, indem ihm daran anschließend bestimmte Aktivitäten erlaubt werden, welche er gerne unternimmt. Auch die Konfrontation mit Angst auslösenden Situationen ist Teil der Verhaltenstherapie bei Magersucht. Durch die Konfrontation mit unangenehmen Situationen wird das Vermeidungsverhalten abgebaut und schließlich zu einem normalen Essverhalten zurückgefunden. Ein wichtiger

Aspekt der Verhaltenstherapie ist auch das Wiederherstellen der bei Magersucht gestörten Körperwahrnehmung. Die Verhaltenstherapie bearbeitet nicht nur aktuelle Probleme, sondern stellt auch Regeln auf, welche das Essverhalten nach abgeschlossener Therapie der Magersucht kontrollieren und gleichsam die Gefahr von Rückschlägen gering halten sollen.

17.8.   Gruppentherapie

Beinahe alle bei Magersucht anwendbaren psychotherapeutischen Verfahren sind sowohl in Einzel- als auch in Gruppentherapie durchführbar. Welche Form am geeignetsten erscheint, sollte anhand des konkreten Einzelfalls entschieden werden. Bei der Magersucht hat sich die Gruppentherapie als besonders wirkungsvoll erwiesen. Der Kontakt mit gleichaltrigen Mitpatienten ist sehr förderlich für die Therapie. Mit der Zeit wird in der Gruppentherapie ein Vertrauensverhältnis aufgebaut, welches gemeinsame Problemdiskussionen ebenso ermöglicht, wie die Auseinandersetzung mit der individuellen Problematik der Magersucht.

Was wird in der Gruppentherapie bei Magersucht bearbeitet?

In der Gruppentherapie bei Magersucht gibt es einige zentrale Probleme, deren Bearbeitung in der Gruppe sehr hilfreich für die eigene Selbstfindung und die Suche nach Lösungsansätzen zur Überwindung der Magersucht erscheint. Vielen Jugendlichen mangelt es an Selbstvertrauen. Gemeinsam lernen die von Magersucht Betroffenen an ihrem gestörten Selbstbild zu arbeiten und Lob und Kritik als Teil eines gesunden Umgangs miteinander zu empfinden. Nicht nur die Angst, an Gewicht zuzunehmen, bestimmt die Magersucht. Jeder wird innerhalb der Gruppentherapie auch Ängste ansprechen, die aus seiner ganz persönlichen Lebenssituation heraus entstanden sind. Er wird dabei innerhalb der Gruppe sowohl auf Zuspruch als auch auf Unverständnis stoßen. Beides gilt es in der Gruppentherapie zu bearbeiten. Ein wichtiger Punkt der Gruppentherapie bei Magersucht stellt das Verhältnis der Betroffenen zu ihren Eltern dar. Dabei werden viele tief greifende Konflikte deutlich. Häufig sprechen die Jugendlichen erstmals über entstandene Konflikte und das eigene Rollenverhalten innerhalb der Familie. Auch fällt es in der Gruppe leichter, über die Beziehungen zu Gleichaltrigen und über erste Erfahrungen im Umgang mit Liebe und Sexualität zu sprechen.

17.9.   Gemeinsam gegen Magersucht

Besonders zu Beginn der Therapie gegen Magersucht ist die Gruppentherapie häufig die erste Wahl. Dort wird nicht nur gemeinsam diskutiert, sondern man nimmt auch die Mahlzeiten zusammen ein. Zudem wird den Jugendlichen vermittelt, welche Folgen ein gestörtes Essverhalten auf dem gesamten Organismus haben kann. Dabei lernen die von Magersucht Betroffenen ihren Körper besser zu verstehen und erkennen die Notwendigkeit der Nahrungsaufnahme für die Aufrechterhaltung der Lebensvorgänge. Teil einer Gruppentherapie ist häufig auch die Erziehung der Betroffenen zu sozialer Kompetenz. Dies bedeutet im konkreten Fall, zu lernen, wie man die Beziehung zu seinen Mitmenschen verbessert oder zwischenmenschliche Konflikte effizienter bewältigt. Auch die bei Magersucht gebildeten Kochgruppen sind eine effektive Form der Gruppentherapie. Gemeinsam wird die Mahlzeit geplant, eingekauft, zubereitet und gegessen. Eine Gruppentherapie kann auch von Patienten selbst organisiert werden. In diesen Selbsthilfegruppen werden Ansätze erarbeitet, welche in kommenden Gruppentherapien bei Magersucht behandelt werden sollen. Die Gruppentherapie ist generell empfehlenswert, da der Umgang mit Gleichgesinnten die Arbeit erleichtert und sich auch verschlossene Charaktere für die Gruppentherapie öffnen.

17.9.1. Stationäre Behandlung

Eine Therapie bei Magersucht kann sowohl ambulant als auch stationär durchgeführt werden. Entscheidend hierfür ist die individuelle Krankengeschichte. Besteht für den von Magersucht Betroffenen eine akute Gesundheitsgefahr, ist eine stationäre Behandlung in jedem Fall erforderlich. Psychosomatische Kliniken sind meist mit einer speziellen Station für die stationäre Behandlung von Magersucht ausgestattet. Bevor Sie sich für eine Klinik entscheiden, prüfen Sie die unterschiedlichen Therapieformen und erkundigen Sie sich nach eventuellen Aufnahmekriterien. So machen zum Beispiel einige Kliniken einen bestimmten Body-Mass-Index für die stationäre Behandlung zur Bedingung. Die Hausärzte helfen bei der Wahl der passenden Klinik. Bei lebensbedrohlichen Zuständen werden die Patienten zur stationären Behandlung Zwangs eingewiesen. Da es nur wenige spezielle psychosomatische Kliniken für junge Menschen gibt, wird die Magersucht zum Großteil in psychiatrischen Einrichtungen behandelt.

17.9.2. Wann ist eine stationäre Behandlung notwendig?

Wenn eine unmittelbare Gesundheitsgefahr für den Betroffenen besteht, kann nur eine stationäre Behandlung die logische Folge sein. Ist das Körpergewicht auf mehr als die Hälfte der dem Alter und der Körpergröße entsprechenden Werte abgefallen und zieht sich die Magersucht bereits über mehrere Jahre hin, dann sollte ebenfalls dringend eine stationäre Behandlung erfolgen. Ist der Patient schwer depressiv, wird er von Selbstmordgedanken geplagt und herrschen in der Familie für die Therapie der Magersucht unvorteilhafte Spannungen, dann kann es auch von Vorteil sein, eine stationäre Behandlung einzuleiten. Auf eine stationäre Behandlung sollte zudem dann ausgewichen werden, wenn die Mitarbeit des Patienten in einer ambulanten Therapie zu wünschen übrig lässt und dieser Vorgaben und Vereinbarungen nicht einhält.

17.9.3.   Welchen Vorteil hat eine stationäre Behandlung bei Magersucht?

Die Magersucht erfolgreich zu therapieren heißt vorrangig, zu einer neuen Lebenseinstellung zu finden und sich von alten Zwängen und Verhaltensmustern zu befreien. Ist genau dies auf Grund der Spannungen im häuslichen Umfeld nicht möglich, bietet die stationäre Behandlung viele Vorteile. Im Rahmen einer stationären Behandlung bei Magersucht kann eine Vielzahl an Therapiemöglichkeiten Anwendung finden und der von Magersucht Betroffene passt sich oftmals schneller an einen geregelten Tagesablauf mit

festen Essenszeiten an. Auch die bei Magersucht
hilfreiche Möglichkeit der Gruppentherapie bietet
die stationäre Behandlung.

17.9.4. Wie lange dauert eine stationäre Behandlung bei Magersucht?

Hierbei wird in zwischen einer Kurzzeit- und einer
Langzeittherapie unterschieden. Magersucht
kann innerhalb von maximal acht Wochen
stationär therapiert werden. Oftmals werden
allerdings auch mehrere Monate notwendig sein.
Die stationäre Behandlung bei Magersucht kann
sich bis zu einem halben Jahr hinziehen.

18.   Tipps zur *Gewichtszunahme*

Jugendliche mit Magersucht sind von einem normalen Essverhalten weit entfernt. In erster Linie geht es in der Therapie darum, zu einem normalen Essverhalten zurückzufinden. Dabei wird ein geregelter Tagesablauf zu Grunde gelegt und die Gewichtszunahme in Essprotokollen festgehalten. Haben die Betroffenen ihre Magersucht als Krankheit erkannt und erfolgreich an einer Therapie teilgenommen, so wird für viele nun eine schnelle Gewichtszunahme das Ziel sein. Doch hier sollte nichts überstürzt werden. Der geschwächte Organismus muss sich erst wieder an normale Essensmengen gewöhnen und lernen, in seinen ursprünglichen Rhythmus zurückzufinden. Daher sollte die Gewichtszunahme bei Magersucht zwar schrittweise, aber dennoch gezielt erfolgen.

18.1. Gewichtszunahme bei Magersucht - Vielfalt kommt auf den Tisch

Von nun an gehören bei Magersucht "schlechte" und "verbotene" Lebensmittel der Vergangenheit an. Sie dürfen essen, was Ihnen schmeckt. Auch Süßigkeiten und Fette sind erlaubt. Vergessen Sie nicht, Sie wollen eine Gewichtszunahme erreichen. Wer jetzt den Fehler macht und sich wieder bestimmte Nahrungsmittel verbietet, läuft Gefahr, früher oder später wieder Heißhungerattacken zu erleiden und die vermeintlich verbotenen Lebensmittel in großen Mengen zu verschlingen. Sie dürfen alles essen!

18.2. Gemeinsame Mahlzeiten nutzen

Im Rahmen der Gewichtszunahme bei Magersucht und dem Wiedererlernen eines normalen Essverhaltens ist es von Vorteil, wenn

Sie sich wieder an gemeinsamen Mahlzeiten beteiligen. Gehen Sie ins Restaurant oder mittags in die Betriebskantine. Wieder zu essen, was von anderen zubereitet wurde, hilft Ihnen maßgeblich bei der Gewichtszunahme und weiterhin auch dabei, die bei Magersucht antrainierte Kontrolle über die zubereitete Nahrung aufzugeben.

18.3. Mut und Entschlossenheit auf dem Weg zur Gewichtszunahme bei Magersucht

Um eine gezielte und dauerhafte Gewichtszunahme bei Magersucht zu erreichen, ist es notwendig, seine im Laufe der Krankheit zum Gesetz gewordenen Verhaltensweisen über Bord zu werfen. Es muss nicht jedes Nahrungsmittel auf der Waage landen und auch der genaue Kaloriengehalt ist nicht entscheidend. Sie dürfen für die Gewichtszunahme bei Magersucht essen, was Ihnen schmeckt. Greifen

Sie im Supermarkt vermehrt zu jenen Produkten, welche Sie im Verlauf der Magersucht von ihrem Speisezettel verbannt haben. Belohnen Sie sich für Ihren Mut zur Gewichtszunahme und genießen Sie die betroffenen Lebensmittel mit besonderer Freude.

18.4.   Mit welchen Lebensmitteln lässt sich eine Gewichtszunahme bei Magersucht erreichen?

Es gibt zahlreiche Lebensmittel, mit denen Sie der Magersucht dauerhaft den Kampf ansagen und eine Gewichtszunahme erreichen. Starten Sie mit Müsli, Croissants, Marmelade, Wurst und Honig in den Tag. Für zwischendurch dürfen Sie sich die bei Magersucht verwehrten Kekse oder Schokolade bereitlegen. Das Mittagessen sollte aus einer vollwertigen Mahlzeit bestehen. Dazu gehören Fleisch, Fisch, Gemüse und die entsprechenden Beilagen. Ein Stück Kuchen am Nachmittag war bei Magersucht undenkbar, ist jedoch bei einer schnellen Gewichtszunahme auf jeden Fall erlaubt. Streichen Sie am Abend ruhig Butter aufs Brot und greifen Sie zu Käse und Wurst. Als Betthupferl kann eine kleine Süßigkeit die Gewichtszunahme bei Magersucht begünstigen.

19. Heißhungerattacken vermeiden

Zu einer erfolgreichen Behandlung bei Magersucht zählt auch das Vermeiden von Heißhungerattacken. Diese Anfälle von unkontrollierter Nahrungsaufnahme können sich in Verbindung mit Magersucht leicht zu einer Bulimie ausweiten. Um die Heißhungerattacken bei Magersucht kontrollieren zu können, besteht eine wichtige Voraussetzung darin, sich mit seiner Magersucht intensiv auseinanderzusetzen und die Ursachen, die zu den Heißhungerattacken geführt haben, zu kennen.

19.1. Den Heißhungerattacken bei Magersucht ins Auge sehen

Magersucht und Heißhungerattacken stehen in einem engen Zusammenhang. Wer sich der Krankheit hilflos ausgeliefert sieht, muss erkennen, dass es so nicht weitergehen muss und kann. Niemand zwingt Sie dazu, Essen unkontrolliert aufzunehmen und danach wieder zu erbrechen. Heißhungerattacken bei Magersucht lassen sich zwar nicht von heute auf morgen aus der Welt schaffen, eine Therapie gegen Magersucht kann dies jedoch Schritt für Schritt bewerkstelligen.

19.2. Heißhungerattacken bei Magersucht entgegenwirken

Jeder, der unter Magersucht leidet, weiß: Heißhungerattacken sind anstrengend und aufwändig. Denken Sie nur einmal daran, wie viel Zeit Sie damit verbringen, Ihren nächsten Fressanfall bis ins Detail zu planen. Weitere Zeit geht verloren, indem Sie die Spuren in der Küche und im Bad beseitigen. Nicht vergessen werden sollte das Geld, welches in die Beschaffung der Lebensmittel investiert werden muss. Wie lassen sich nun Heißhungerattacken bei Magersucht vermeiden? Versuchen Sie, zu einem normalen Essverhalten zurückzufinden. Das Einnehmen von geregelten Mahlzeiten lenkt von Heißhungerattacken ab. Reduzieren Sie die Nahrungsbeschaffung, denn was Sie nicht im Hause haben, können Sie nicht in Heißhungerattacken verschlingen. Schrauben Sie das Limit Ihrer Heißhungerattacken herunter und legen sie genaue Zeiten dafür fest.

19.3.   Hilfe bei Heißhungerattacken

Heißhungerattacken bei Magersucht können Sie aktiv bekämpfen, indem Sie nach Alternativen suchen. Statt den Kühlschrank zu öffnen, nehmen Sie ein Bad, rufen Ihre beste Freundin an oder hören Ihre Lieblingssongs. Spüren Sie Heißhungerattacken in sich aufsteigen, dann kann es helfen, wenn Sie den Anfall bis ins Detail durchplanen. Am besten notieren Sie sich, wo Sie die Nahrung beschaffen möchten, wann der Anfall abgehalten werden und wie er im Detail ablaufen soll. Wie lange werden Sie benötigen, um alle Spuren des Anfalls zu beseitigen? Wenn von Magersucht Betroffene ihre Heißhungerattacken bis ins kleinste Detail geplant haben, wird Ihnen deren Unsinnigkeit nicht selten ganz von alleine bewusst.

20. Prognose und Heilungschancen bei Magersucht

Die Prognose bei Magersucht ist von vielen Faktoren abhängig und kann nicht durchweg als positiv bezeichnet werden. Nur in seltenen Fällen ist die Prognose bei Magersucht derartig günstig, dass von einer vollständigen Genesung ausgegangen werden kann. Es ist damit zu rechnen, dass in etwa die Hälfte aller von Magersucht Betroffenen eine weniger gute Prognose erwartet - sie bleiben dauerhaft essgestört. Entscheidend für die Prognose ist die rechtzeitige Behandlung der Magersucht. Wird

129

die Krankheit nicht früh genug erkannt und therapiert, sterben etwa 10 % der Betroffenen an den Folgen der Unterernährung. Die Prognose bei Magersucht ist besonders günstig, wenn es sich um junge Patienten handelt, und wenn man früh mit der Behandlung der Krankheit beginnt. Die Prognose sinkt mit der Dauer der Magersucht und der Höhe des Ausgangsgewichtes. Wird die Magersucht chronisch, erhöht sich die negative Prognose und die Rate der Todesfälle liegt bei etwa 15 %.

20.1.   Den Weg aus der Krise finden

Tritt die Magersucht im Jugendalter auf und wird sie rechtzeitig behandelt, so ist die Prognose recht gut. Bei etwa 70 % aller Betroffenen normalisieren sich Gewicht und Essverhalten. Jedoch kann auch auf Grund dieser Tatsache nicht von einer vollständigen Heilung von Magersucht ausgegangen werden. Die Einstellung zum Essen wird sich auch nach erfolgreicher Therapie der Magersucht nicht vollständig normalisieren. Wer einmal unter Magersucht gelitten hat, wird wohl sein Leben lang mehr als andere darauf achten, was und wie viel er isst und wie sich diese Lebensmittel zusammensetzen. Wenn die Gesundheit nicht darunter leidet, ist dies durchaus zu begrüßen und daher kann man trotzdem von einer positiven Prognose bei Magersucht sprechen.

20.2.   Magersucht ist nicht immer heilbar

Magersucht ist eine ernst zu nehmende Krankheit und bietet leider keine durchweg günstige Prognose. Es muss davon ausgegangen werden, dass bei etwa einem Fünftel der Magersüchtigen keine Heilung gelingt. Auch wenn die Prognose zunächst günstig scheint, ist die Krankheit für etwa 20 % der Magersüchtigen leider nicht Vergangenheit. Es kommt immer wieder zu Rückfällen, die von

Bulimie begleitet werden. Die Prognose bei Magersucht negativ beeinflussen ein sehr niedriges Ausgangsgewicht und ein sehr früher Beginn der Erkrankung. Auch wenn Magersucht erst im Erwachsenenalter erstmals auftritt, ist die Prognose eher ungünstig. Nach Abschluss einer Therapie gelingt es etwa 30 % der Betroffenen, zu ihrem Normalgewicht zurückzufinden. Viele Patienten sind den psychischen Belastungen nach der Therapie nicht gewachsen. Sie scheitern an der Bewältigung ihres Alltags. Auch wenn eine Gewichtszunahme erfolgte und sich das Essverhalten normalisiert hat, die Angst vor dem Dickwerden ist für viele Magersüchtige ein lebenslanger Begleiter.

20.3.   Umgang mit Magersucht in der Familie

Wenn Magersucht in der Familie auftritt, ist von einem Tag auf den anderen nichts mehr so, wie es war. Die verschiedensten Emotionen kommen zum Vorschein und die Familie muss sich mit Wut, Verzweiflung, Hilflosigkeit, Angst und Resignation auseinandersetzen. Diäten gehören in der Familie plötzlich nicht mehr zum normalen Tagesablauf, sondern werden zur Bedrohung, sobald Magersucht zum Thema geworden ist. Wenn Sie nun damit beginnen, auf Ihre Kinder einzureden und sie bitten, doch einfach wieder mehr zu essen, dann werden Sie mit Ablehnung, Aggression oder Täuschung bestraft. Die Magersucht hat längst eine Eigendynamik entwickelt und die Familie wird damit allein nicht zurechtkommen, häufig sogar daran zerbrechen. Stellen Sie sich nun in der Familie die Frage nach der Ursache der Magersucht, werden Sie sich im Kreis drehen und wertvolle Zeit verschwenden. Ihr Kind braucht dringend Hilfe!

20.4.   Richtig oder falsch?

Für den Umgang mit Magersucht in der Familie gibt es kein Patentrezept. Sie dürfen nicht vergessen, es handelt sich bei Magersucht um eine schwere psychische Krankheit, deren Behandlung in professionelle Hände gehört, und zwar so schnell wie möglich. Auch wenn es Ihnen so zu sein scheint, es geht nicht hauptsächlich um die Essstörung selbst. Die Magersucht muss als Ausdruck einer tiefer liegenden Problematik verstanden werden - und eben diese Probleme liegen nicht selten in der Familie. Wenn Sie diese Tatsache akzeptieren lernen, dann haben Sie Ihrem Kind bereits mehr geholfen, als Sie ahnen.

21.   Was die Familie tun kann

Versuchen Sie, die Magersucht nicht ständig zu thematisieren und von früh bis spät Ihr Kind zur Essensaufnahme zu bewegen. Auch an die Essensaufnahme gebundene Versprechen oder das Überwachen aller Handlungen des Kindes fördern nicht den Umgang mit Magersüchtigen in der Familie. Verbote und Drohungen in der Familie führen vielleicht dazu, dass das Kind den Anschein erweckt, wieder normal zu essen, allerdings wird es sehr wahrscheinlich unmittelbar danach willentlich erbrechen. Werden die Zwänge bei Magersucht in der Familie zu groß, dann kann es zu weiteren Problemen führen. Seelische Überforderung äußert sich in Form von Depressionen, Angstzuständen oder Leistungsversagen.

21.1. Die Familie ist bei Magersucht alleine überfordert

Machen Sie sich deutlich, dass es keine Schande ist, wenn Sie mit dem Problem Magersucht überfordert sind. Es spricht nichts dagegen, wenn Sie sich in der Familie in Büchern und im Internet über die Krankheit informieren, allerdings bleibt es nicht aus, professionelle Hilfe in Anspruch zu nehmen. Befreien Sie sich von der Illusion, dass die Magersucht von alleine verschwindet. Motivieren Sie Ihr Kind zu einer Therapie und befreien Sie sich auch selbst von den Vorurteilen gegenüber einer professionellen Psychotherapie. Hilfe wird Ihnen von vielen Seiten angeboten, jetzt liegt es an Ihnen, Sie auch anzunehmen. Einige Kontaktadressen finden Sie im Folgenden

22. Kontaktadressen

Deutschland

Fachverband ambulanter und stationärer Einrichtungen zur Beratung und Behandlung von Patienten mit Essstörungen

Pilotystraße 6
80538 München
Tel.: 089-23684119
www.bundesfachverbandessstoerungen.de
bfe-essstörungen@gmx.de

Therapienetz Essstörung
Beratung und therapeutische Wohngruppen
Sonnenstraße 2
80331 München
Tel.: 089-720 136 780
www.therapienetz-esssoerung.de
Info@therapienetz-essstoerung.de

Online-Beratung für Jugendliche
Chausseestraße 28
14109 Berlin-Wannsee
Tel.: 030-804 966 93
www.jungundjetzt.info

Klinik am Korso
Fachzentrum für gestörtes Essverhalten
Ostkorso 4
32545 Bad Oeynhausen
Tel.:05731-181-0

Parkland-Klinik
Im Kreuzfeld 6
34537 Bad Wildungen
Tel.: 5621-706629

Institut Fidentia
Dr. Ursula Masche
Beratung bei Essstörungen
Jakobistraße 2
30163 Hannover
Tel.: 0511-62 14 00

Bonner Zentrum für Essstörungen
Kaiserstraße 9
Tel.: 0228-21 01 6

Klinik der Martin-Luther Universität Halle-Wittenberg
Spezialambulanz Essstörung
Julius-Kühn-Straße 7
Tel.: 0345-557-3646

www.ab-server.de/gute-klinik/

Online-Fragebogen zur Hilfe bei der Auffindung einer passenden Therapie-Einrichtung, erstellt von Betroffenen

Österreich

ipp.bmgf.gv.at
Übersicht aller Psychologen und Psychotherapeuten in Österreich

www.intakt.at
Therapiezentrum für Menschen mit Essstörungen

www.setpoint.at
Selbsthilfegruppe, Informationen, Anlaufsstellen

Schweiz

netzwerk-essstörungen.ch

Alpine Kinderklinik Davos
Scalettastraße 5
Tel.: 081-4157070

23.   Weitere Literaturtipps

Wollenschläger, Estha (2011): *Magersucht ursächliche und auslösende Faktoren.* Marburg: Tectum Verlag.

Brand, Regine (2010): *Magersucht.* Ursachen, Hintergründe und Therapieansätze für Anorexia Nervosa anhand von Beispielen. Hamburg: Diplomica R Verlag GmbH.

Schwarz, Mara (2012): Magersucht ist kein Zuckerschlecken. Berlin: Periplaneta – Verlag und Mediengruppe.

Gerlinghoff, Monika & Backmund Herbert (2004): Wege aus der Essstörung. Stuttgart: Trias Verlag.

Fechner, Annika (2007): Hungrige Zeiten, Überleben mit Magersucht und Bulimie. München: C.H. Beck oHG.